Trabajo Investigativo

CEIBA: ANÁLISIS DE UN PUEBLO

Brechas (GAP) en su sistema de salud

BENJAMÍN RAMOS-NIEVES

LIVING IN BALANCE

ISBN-13: 978-1507778258

Salud / Medicina/ Demografía / Caribe

CEIBA: Análisis De Un Pueblo

Brechas (GAP) en Su Sistema de Salud

Primera Edición – 2015

Benjamín Ramos Nieves
AAS, BA, MPH, DrPH candidate. 2015

Foto del autor: *Living In Balance*

Editor Ejecutivo – M. Pérez-Cotto

Portada – PublicaTuLibro.net

Fotos Portada – Living In Balance

Ilustraciones – Living In Balance

Ben.Ra.Consultant@gmail.com

Fajardo, Puerto Rico

Tabla de Contenido

Agradecimientos IV

Introducción 5

Encuestas y Resumen Windshield 9

Análisis de Brechas (Gap Analysis) 39

   Características de la Comunidad ..41

   Población de Alto Riesgo 57

   Análisis de los Riesgos 61

   Análisis de Brechas En Ceiba............ 65

Recomendaciones 69

Apéndices 95

   Apéndice 1...96

   Apéndice 2..98

   Apéndice 3... 116

   Apéndice 4... 121

   Apéndice 5... 122

Referencias 127

Sobre El Autor... 129

Agradecimientos

Primeramente le doy gracias a nuestro Señor Jesucristo por haberme dado la vida y salud necesaria para completar este trabajo analítico "El Análisis de Un Pueblo: Brechas en Su Sistema de Salud" mediante el cual pudimos recopilar una serie de datos históricos e importantes acerca del sistema de salud de un pueblo y la necesidad para mejoras en el mismo. Segundo, le quiero dar las más sinceras gracias a mi esposa Mayra I. Hernández Laboy por creer en mi, darme su apoyo al brindarme esta oportunidad de poder compartir con ustedes los lectores esta información de índole educativa para el beneficio de nuestro Pueblo de Ceiba. Les doy gracias de igual manera a mis hijas, Darline, Deliris y Doralyn, las cuales son mis tres amores y las cuales adoro y admiro; a mi Madre Victoria Nieves y a mi hermana María del Pilar Ramos. Que Dios me los bendiga y me los llene de mucha salud y bendición.

INTRODUCCIÓN

Durante los meses de Septiembre y Octubre del 2014, se realizó en la Ciudad de Ceiba un estudio usando como herramienta y metodología las Encuestas y Resumen Windshield (Windshield Survey Summary)(Apéndice #3), donde se pudieron hacer varias observaciones sistemáticas y estructuradas para adquirir de esta manera una mejor visión objetiva de la comunidad, sus recursos y su programas de salud. Este estudio ayudo a identificar las condiciones de vida y las brechas (GAPs) de salud existentes dentro de la comunidad de Ceiba y determinar dónde enfocar los esfuerzos para optimizar el uso de los recursos en la solución de problemas prioritarios como lo son la salud del Pueblo. A través de este estudio pudimos identificar algunas de las brechas o GAPs existentes las cuales tienen un gran impacto en las vidas y salud de los Ciudadanos de Ceiba. Por ejemplo, la ausencia de una Sala de Urgencias Municipal o como mejor se le conoce un Centro de

Cuidado Urgente (UCC). Esta ausencia crea a diario un impacto en las vidas de aquellos que son los miembros más vulnerables de nuestra sociedad, como nuestros ancianos y niños. Es muy notable en estos tiempos que el índice de longevidad de las personas en nuestro país halla aumentado con todos estos avances tecnológicos y es por eso que el envejecimiento de la población en Puerto Rico trae un cambio importante en las condiciones de salud y las condiciones sociales; así como la continuidad del cuidado medico de estos ancianos, a través de los servicios médicos de estas Salas de Urgencias después de horas laborables . Sin embargo, la Cuidad de Ceiba actualmente no cuenta con estos servicios los cuales pudieran ser imprescindibles para preservar la salud de estos ciudadanos y aquellos los cuales tienen otras enfermedades crónicas o de larga duración como lo son, las enfermedades cardíacas, los infartos, el cáncer, las enfermedades respiratorias y la diabetes, la cuales son las principales causas de mortalidad en el mundo, siendo estas responsables de un 63% de esas muertes por estas enfermedades

(World Health Organization, 2012). Otra brecha (GAP) la cual pudimos identificar es la necesidad de expandir la Oficina Municipal para el Manejo de Emergencias (OMME), para así poder suplir la ayuda y servicios necesarios a todos los Ciudadanos de la Ciudad. Según el censo de 2010, en la Ciudad de Ceiba habían 13,631 personas residiendo en la municipalidad (US Departamento de comercio de Estados Unidos censo 2010; Apéndice #1), lo cual puede implicar un promedio de habitantes demasiado alto para el numero de trabajadores que laboran en la OMME y la cantidad de equipos al igual que vehículos en vista de alguna emergencia o desastre natural; sin embargo este departamento trabaja arduamente para día a día con los recursos existentes para dar el mejor servicio al pueblo. Otras brechas fueron identificadas en este estudio tales como los diversos servicios para los envejecientes y los servicios disponibles par las víctimas de violencia domestica o genero; sin embargo este estudio considera los servicios de salud medica después de horas laborables una de las prioridades que esta Ciudad y cualquier otra en Puerto Rico debería de atender a la mayor brevedad posible. A continuación estaremos compartiendo la información obtenida en este estudio y las recomendaciones respecto a los recursos relacionados con la salud de Ceiba y como poder optimizarlos para que den un mejor rendimiento y servicios a la Ciudad y sus Ciudadanos.

ENCUESTAS Y RESUMEN WINDSHIELD

(Windshield Survey Summary)

Las Encuestas utilizando el Windshield Survey Summary son útiles en muchos sentidos para evaluar algunos aspectos concretos de una comunidad. La encuesta y Resumen Windshield (Windshield Survey Summary) se realizó por unas cuantas semanas en la ciudad de Ceiba, el cual es un Municipio pequeño en el noreste del Estado Libre Asociado de Puerto Rico. Es la ciudad de Ceiba uno de los 78 municipalidades o ciudades en Puerto Rico y fue fundada el 7 de abril de 1838 (US Departamento de comercio de Estados Unidos censo 2010; Apéndice #1). La ciudad solía ser el hogar de la base Aérea Militar y la Estación Naval Roosevelt o como mejor se le conoce en inglés *Roosevelt Roads Naval Base*. Además, es la Ciudad de Ceiba el hogar del bosque de Ceiba (787) que se extiende a lo largo de la costa entre Ceiba y Fajardo y donde se observan diversas especies de aves así como tortugas y manatíes. Sus ríos son, el Río Daguao, Río Demajagua y el Río Fajardo y su población total según el Censo del 2010 era de 13,631 habitantes (US Departamento de comercio de Estados Unidos censo 2010; Apéndice #1).

La encuesta y Resume Windshield se realizó durante la época de lluvias la cual ayudó a conseguir una sensación por la comunidad y las necesidades que esta tiene, como por ejemplo el de un Centro de Emergencia o Un Centro de Cuidados Urgentes para tratar a sus ciudadanos. La encuesta fue realizada más de una vez como era muchos sitios que debían verse en orden para recopilar la información para demostrar la necesidad de la comunidad de tal ER o UCC. Durante la encuesta no percibimos hostilidades de grupos específicos ni los ciudadanos. La encuesta lista de comprobación y las preguntas fueron muy útiles para escribir notas completas y hacer observaciones adecuadas sobre la infra-estructura de la ciudad y otros asuntos de interés. Hubo muchas partes de la encuesta donde fueron hechas varias observaciones, como la viviendas; Otros edificios; Parques y espacios públicos; Cultura y entretenimiento; Calles; Comercio e industria; Tráfico y transporte; Servicio público; Centros de religión; Servicios de salud; Educación; Y Población. A través de este trabajo vamos a discutir cada uno de esos artículos e intentar de encontrar importantes cuestiones que puedan llevar a problemas de salud del cuidado en la ciudad y comunidades de Ceiba.

El Primer elemento observado fue la vivienda, y ciertos otros elementos como la edad y condiciones de la mismas en las diferentes comunidades y qué tan buen mantenimiento le están dando sus propietarios, incluyendo las yardas y/o zonas verdes. Durante el estudio se encontró que en la actualidad hay una diversidad de viviendas o Unidades Familiares en diferentes áreas de la ciudad de Ceiba. Por ejemplo, hay viviendas de bajos ingresos las cuales incluyen las viviendas por sección 8, así como viviendas de clase media localizadas en varios sectores del

Pueblo. Hay otras viviendas de altos ingresos situada cerca de la Marina Puerto Del Rey Marina Club y en las partes altas del pueblo, como los campos, donde algunas personas de altos recursos económicos viven o mantienen las propiedades como una casa para vacacionar. También, hay varias subdivisiones o casas de clase media que tienen entre 10 y 50 años de edad; sin embargo, las subdivisiones se mantienen tan limpias como sea posible a excepción de algunas viviendas en abandono y otras reposeídas en cada una de las subdivisiones (Apéndice #2). Las áreas verdes en cada subdivisión y vivienda pública son mantenidas tan limpias como es posible, incluyendo algunas áreas verdes que pertenecen al municipio o gobierno local; Sin embargo, existen épocas donde las zonas verdes no se mantienen limpias o aseadas y algunos residentes son afectados, consecuencia de problemas de salud relacionados con el clima y las zonas verdes crecidas, como por ejemplo las alergias y problemas respiratorios. En la Ciudad de Ceiba, cada subdivisión tiene su propia área de recreación, que incluyen al menos una cancha para jugar baloncesto y un Parque infantil para los niños y otros incluso incluyen un parques pequeños de béisbol para el disfrute de todas las edades. Sin embargo hay algunas otras áreas verdes que pertenece al gobierno del estado para mantener y que el municipio o gobierno local no es responsable de la limpieza, como no está en su presupuesto. Por lo tanto, esas zonas están demasiado crecidas y podrían convertirse en un peligro para las personas que viven en la ciudad en especial los asmáticos y otras personas que sufren de cualquier otras enfermedades de índole respiratorias.

El segundo elemento observado fueron los otros edificios tales como los edificios públicos o comerciales y estén o no ocupados y accesibles a personas con discapacidad. Sin embargo durante el estudio fue encontrado que no todos los edificios edificios locales estaban ocupados y en buenas condiciones operacionales. Se estima que algunos de ellos están abandonados o vacíos por falta de quien los rente (Apéndice #2). Hay que tomar en cuenta que Ceiba como ciudad fundada tiene más de 150 años y la mayoría de los edificios más nuevos tienen más de 40 o 50 años de haber sido construidos según los códigos de construcción de esa época y no todos fueron hechos accesibles como para dar cabida a personas con discapacidad o fueron construidos para ser Sillón de ruedas accesible. Además, la recesión económica que aún continua siendo un problema persistente en Puerto Rico ha jugado un papel importante en la infra-estructura de la ciudad y las condiciones operacionales de los edificios a tal medida que los edificios que son reposeídos por el banco el allanamiento no es permitido y aquellas áreas verdes las cuales están falta de mantenimiento se están convirtiendo lentamente en un problema de salud y enfermedades como el Dengue y el virus del chikungunya, las cuales son enfermedades nacidas de vectores o Mosquitos portadores llamados Aedes (Lahariya C, Pradhan SK. 2006), las cuales son cada vez más comunes y más difíciles de controlar en la ciudad. Otros edificios públicos como el complejo deportivo de la ciudad no tiene desagüe de lluvia adecuada y algunas de las áreas verdes aparentemente no son mantenidas limpias y aseadas en una forma periódica (Apéndice #2).

El tercer elemento observado fueron los parques de recreo o deportivos y otros espacios públicos y cómo la ciudad provee el mantenimiento a esas áreas comunales. Se comprobó que esas áreas comunales no estaban provistas del mantenimiento requerido por la ciudad (Apéndice #2). Además, las zonas verdes aparentemente no están siendo mantenidas apropiadamente ni en una forma periódica por el departamento correspondiente y la basura no está siendo recogida regularmente dejando recipientes de plástico, bolsas del mismo material al igual que otros material hueco que podría convertirse en recipientes de agua de Charco después de llover, que podría aumentar las posibilidades de enfermedades transmitidas por mosquitos. Otros espacios públicos como áreas verdes cercanas a el edificio donde estaba localizado el Centro de Cuidado Urgente (UCC), el cual esta cerrado desde principios del 2013, no están recibiendo el mantenimiento apropiado ni el aseo adecuado por parte de la Ciudad y el departamento correspondiente. Además, hay muchos salones de clases abandonados y otros espacios vacíos que no se ha utilizado por varios años; por lo tanto, esas instalaciones se están convirtiendo en una amenaza para los ciudadanos, pues están alojando los mosquitos y otros insectos los cuales podría ser de gran amenaza a los hogares cercanos a esas infra-estructuras.

El cuarto elemento observado fue la cultura y el entretenimiento tales como museos, bibliotecas, teatros, restaurantes o sitios históricos. Se encontró que muchas personas de el pueblo de Ceiba tenían cierto conocimiento de la historia como pueblo y su cultura; sin embargo hubieron otros los cuales demostraban un amplio conocimiento de Ceiba y su historia, como por ejemplo ciertos hallazgos en lo que fuera las viejas instalaciones de la base naval Roosevelt Roads donde se encuentran rocas con dibujos de descendencia Tainas y otros parques ceremoniales aborígenes que datan de los tiempos precolombinos. Además, Ceiba cuenta con unos cuantos edificios históricos que datan del siglo 19 y su fundación como pueblo. Algunos de estos edificios son la iglesia católica, la casa alcaldía, la vieja escuela Santiago Iglesias Pantín localizada en la plaza de Ceiba, y algunos edificios de la cual fuese la Escuela Intermedia Adolfo Veve Fereau (Apéndice #2). El edificio histórico que pertenecía la escuela Santiago Iglesias Pantín fue remodelado y ahora es parte de la Casa Alcaldía y su presente administración. Uno de los edificios históricos de la Antigua Escuela Intermedia fue remodelado y convertido en una biblioteca publica y otro edificio histórico fue remodelado a una plaza de Mercado, la cual no esta en función (Apéndice #2). Otros edificios antiguos donde era la Antigua Escuela Santa Rosa (Apéndice #2) están en su mayoría vacíos y de apariencia abandonada. En estas antiguas facilidades las áreas verdes están desatendidas y no son mantenidas regularmente y la infra-estructura esta deteriorada por el pasar de los años, lo cual las hacen insalubres afectando la salud de los residentes del Pueblo. Sin embargo, algunos de los salones que aparentan estar en mejor condiciones son usados por algunas entidades sociales tales como, la Legión Americana e Iglesias. Otro ejemplo de infra-estructuras que no son mantenidas adecuadamente son el antiguo cine de Ceiba y la Antigua Biblioteca Publica (Apéndice #2), las cuales tiene una apariencia de total abandono y las cuales pudiera prestarse como techo para los deambulantes y otras actividades no seguras para la Ciudad y sus Ciudadanos. Estos edificios mencionados y quizás otros edificios privados (Apéndice #2) o públicos no mencionados en estas observaciones son parte de los problemas de que afectan la salud de la Ciudad de Ceiba, consecuencias de las plagas e insectos que están albergan en sus interiores y alrededores. Además la mayoría de estos edificios y otros no son accesibles para personas con discapacidad y las aceras que conducen a estos edificios en Ceiba no son muy accesibles como otras ciudades o municipios en Puerto Rico. Por lo tanto, en la actualidad hay problemas con acomodar las personas con discapacidades para que sean más independientes, pues algunas tienen que usar las carreteras principales para montar sus sillas de ruedas eléctricas o scooters pues no todas las aceras son totalmente accesibles (Apéndice #2) y esto pudiera aumentar las posibilidades para un accidente con otro vehículo de motor.

El quinto elemento observado fueron las calles con sus árboles, plantas y aceras. Durante el estudio se encontró que las aceras no están totalmente accesibles para personas con discapacidades aunque hay evidencias que muestran los esfuerzos hechos, añadiéndoles rampas en los terminales de las mismas. Sin embargo le hace falta mantenimiento y limpieza (Apéndice #2). Además, algunas calles de la Ciudad están deterioradas con agujeros en los cuales se convierten en charcos de agua después de llover (Apéndice #2), y los cuales se convierten en un problema de salubridad para los ciudadanos de Ceiba.

El sexto elemento observado fueron los negocios, empresas e industrias. Durante el estudio se encontró que en el pasado Ceiba contaba con varias empresas que evolucionaban alrededor de la madera contrachapada, prendas de vestir y productos de hardware de fabricación, que empleaba a muchas personas tanto en la ciudad como de otros lugares. Sin embargo, ya no quedan muchas fábricas abiertas consecuencias de la actual recesión económica que nuestro País esta sufriendo y el desempleo ha subido en los últimos años, consecuencia de los cierres de estas industrias y la Base Naval Roosevelt Roads, dejando a muchos desempleados y otros tantos edificios empresariales vacíos , vacantes y con apariencia de abandonados (Apéndice #2). Actualmente en la ciudad hay un Burger king y unos cuantos restaurantes o cantinas y otros establecimientos de comida rápida local como pizzerías, panaderías, y otros vendedores de comidas ambulantes. Por otro lado Ceiba cuenta con dos ferreterías las cuales emplean a varias personas locales y se especializan en productos de hardware, maderas y otros artículos para construcción. Los negocios ambulantes se originaron como una iniciativa para ayudar a los jefes de familia a generar ingresos y proveer para sus familias, pues los alquileres por espacios comerciales estaban fuera del presupuesto de los pequeños negociantes y los costos de estos negocios son mínimos comparados a rentar un local. Por lo tanto, esto ha dejado un saldo de varios locales cerrados y vacíos y con un aspecto de abandono (Apéndice #2). Los ciudadanos de Ceiba en su mayoría van a el pueblo más cercano como Fajardo o Naguabo para hacer sus compras de semana o de mitad de mes, ya que en estos dos municipios hay centro comerciales y grandes almacenes como Wal-Mart, Amigo, Econo, Ralph y otros. Por otro lado, varios Ciudadanos de Ceiba compran varios artículos de primera necesidad en algunos de los pocos supermercados o colmados pequeños de la ciudad y otros tantos artículos si están a un precio razonable. Sin embargo, los Ciudadanos prefieren ir a su Farmacia local por sus medicamentos ya que el farmacéutico local ha estado establecido en el negocio por más de 40 años y los residentes reciben un trato personal y agradable de su parte. También la ciudad cuenta con dos consultorios dentales que han estado en existencia desde hace 35 años y varios Consultorios médicos, donde los residentes pueden escoger para visitar cuando están enfermos durante horas laborables. Además de los consultorios la ciudad cuenta con dos laboratorios clínicos, los cuales aceptan la mayoría de los planes médicos.

El séptimo elemento observado fueron el tráfico y el transporte. Durante el estudio se encontró que en Ceiba hay transporte público tales como Trolleys, los cuales son gratis a los ciudadanos a través de una Beca Federal concedidas a todos los municipios de Puerto Rico. Además de los Trolleys, hay transporte provisto por la línea de Ceiba-Roosevelt Roads los cuales son de índole privada pero sus tarifas son reguladas por el gobierno. El tráfico no es demasiado pesado, debido a la construcción de autopistas y desvíos alrededor de la ciudad, la cual es una de las razones por la cual los negocios de la ciudad han disminuido ligeramente en los últimos años, pues la mayoría del tráfico comercial viaja utilizando las autopistas evitando así pasar por el centro de la ciudad como solía ser muchos años atrás y sólo los camiones que van a suministrar mercancía a las empresas locales son los que entran en la ciudad unas cuantas veces a la semana o al mes.

El Octavo elemento observado fueron los servicios públicos, tales como los proveedores de salud médica y mental, bancos de alimentos, refugios de personas sin hogar y otros. A pesar de la necesidad para suplir un techo a los desamparados; la ciudad no cuenta con refugios locales para esta población, ni cuenta con bancos de alimentos para suplir a los más necesitados. Sin embargo la Ciudad si cuenta con un centro de envejecientes el cual opera durante las horas del día y suple comidas para esta población, a través de fondos Federales. Además, hay varias oficinas de doctores las cuales suplen servicios al los Ciudadanos y por lo menos 2 psicólogo con licencia que trabaja con algunas de las oficinas de doctores para brindar cuidado de la salud mental de estos pacientes, según son referidos por sus doctores primarios. También hay una estación de Policías Estatales y Municipales al igual que una estación de bomberos equipados con un solo Motor para una ciudad con casi 13,000 habitantes y más de 6,000 residencias (Departamento de comercio de Estados Unidos oficina del censo, 2010).

El noveno elemento observado fueron los centros religiosos. Como en la mayoría de las ciudades de Puerto Rico, Ceiba fue fundada en la religión cristiana de la iglesia católica que ha prevalecido en los siglos anteriores a través de la tradición española. La ciudad conserva una iglesia católica central que se encuentra en la Plaza del pueblo (Apéndice #2). Sin embargo, hoy la ciudad de la Ceiba está principalmente compuesta por cristianos protestantes con casi 100 pequeña iglesias esparcidas alrededor de la ciudad

(Departamento de comercio de Estados Unidos oficina del censo, 2010).

El décimo elemento observado fueron los servicios de salud tales como, hospitales y clínicas. Durante el estudio se encontró que Ceiba no tiene clínicas u hospitales, salas de emergencia (ER) o Centro de Cuidado Urgente local (UCC)/Salas de Urgencias para cuidar de los primeros auxilios o situaciones de emergencia después de horas laborables. Ceiba solía tener una Sala de Urgencias hasta principios de el 2013; Sin embargo por razones fuera del alcance del Ciudadano, esta cerró sus puertas, dejando a una población de cerca de 13,000 habitantes, sin los servicios médicos necesarios después de horas laborables (Apéndice #2); es por esta razón que todas emergencias o condiciones de cuido o urgentes son vistas en Fajardo o Naguabo después de horas laborables. Esto representa un problema para la ciudad que cuenta con casi 13,000 habitantes que tienen que visitar y ser atendidos en otros Centro de Cuidado Urgente (UCC) o Centro de Diagnóstico y

Tratamiento (CDT) del pueblo más cercano; esto representaría trabajo adicional para el cuerpo de Paramédicos municipales, los cuales hacen el mejor trabajo posible con estas emergencias. Por lo tanto la necesidad de mejor equipo y quizás más personal pudieran ayudar a este departamento a realizar un mejor trabajo, considerando el trabajo excelente que están haciendo, en vista de la ausencia de una sala de urgencias en el Pueblo.

El undécimo elemento observado fue la educación del pueblo, tales como las escuelas públicas y privadas. Durante el estudio se encontró que Ceiba cuenta con 2 escuelas elementales, las cuales son la Escuela Elemental Urbana Nueva, recientemente renombrada Escuela Elemental Luís Muños Marín y la Escuela Elemental Parcelas Aguas Claras. Una tercera escuela elemental en Río Abajo fue cerrada por el Departamento de Educación al comenzar de este nuevo año escolar 2014-2015. Además, Ceiba cuenta con una escuela intermedia la cual lleva el nombre de Escuela Intermedia Nueva y una escuela superior, la cual lleva el nombre de Escuela Superior Santiago

Iglesias Pantín. Según el Departamento de Educación de Estados Unidos (2012) la Escuela Elemental Urbana Nueva, la cual ofrece educación desde los grados Kindergarten al 6to grado, tenia una matricula de 533 estudiantes, lo cual representaba un gran numero de alumnado comparado todas escuelas primarias estadounidenses, que tienen en promedio de 433 estudiantes, y muy grande en comparación con las escuelas primarias en Puerto Rico, que tienen en promedio los 277 estudiantes. Esta tenia 33 maestros asignados en el 2012 lo cual representaba un promedio de 16:1 estudiantes por maestros, el cual es aproximadamente el promedio para todas las escuelas de primaria de Estados Unidos (16:1) y significativamente más alta que el promedio de las escuelas primarias en Puerto Rico (14:1) (U.S. Department of Education, 2012). Según el Departamento de Educación de Estados Unidos (2012) la Escuela Elemental Parcelas Aguas Claras, la cual ofrece educación desde los grados Kindergarten al 6to grado al igual que la Escuela

Elemental Urbana Nueva, tenia una matricula de 278 estudiantes , lo cual es un grupo pequeño comparado a todas otras escuelas primarias estadounidenses, que tienen en promedio los 433 estudiantes, y un promedio en comparación con las escuelas primarias en Puerto Rico, que tienen en promedio los 277 estudiantes. La misma contaba con 18 maestros asignados al plantel y con un promedio de 15:1 estudiantes por maestro, que es ligeramente más baja que el promedio para todas las escuelas de primaria de Estados Unidos (16:1) y levemente superior a la media de las escuelas primarias en Puerto Rico (14:1) (Departamento de Educación de Puerto Rico, 2012).. La Escuela Intermedia Nueva, la cual ofrece educación desde 7mo a 9no grado tenia una matricula de 446 estudiantes estudiando y 25 maestros asignados al plantel escolar (U.S. Department of Education, 2012). Lo cual representaba un promedio de 18:1 estudiantes por maestro, lo cual es ligeramente más baja que el promedio para todas las escuelas intermedias comparado a Estados Unidos, que tienen en promedio los 538 estudiantes, y más alto en comparación con las escuelas Intermedias en Puerto Rico, que tienen un promedio de 277 estudiantes (Departamento de Educación de Puerto Rico, 2012). Por último tenemos la Escuela Superior Santiago Iglesias Pantín la cual ofrece educación desde 10mo a 12mo. Esta tenia una matricula de 305 estudiantes en el 2012 y 24 maestros asignados al plantel escolar (Departamento de Educación de Puerto Rico, 2012). La matricula de 305 estudiantes representa una un promedio pequeño de alumnado comparado con todos las Escuelas Superiores de Estados Unidos, que tienen en promedio 450 estudiantes, la cual es una matricula mucho mayor en comparación con las Escuelas Superiores en Puerto Rico, que tienen en promedio los 277 estudiantes. Esto quiere decir que el promedio de estudiantes por maestro es de 13:1, lo cual es significativamente menor que el promedio para todas las escuelas Superiores de Estados Unidos lo cual es un promedio de (15:1) y aproximadamente el promedio de las Escuelas

Superiores en Puerto Rico el cual es (14:1) (Departamento de Educación de Puerto Rico, 2012). De acuerdo con las estadísticas socio-económicas sobre el programa nacional de almuerzos escolares desarrolladas por el Departamento de Educación de los Estados Unidos (2012), cualquier niño en una escuela participante puede comprar una comida a través del programa nacional de almuerzos escolares. Los niños de familias con ingresos iguales o inferiores 130% del nivel de pobreza son elegibles para comidas gratis y aquellos con ingresos entre 130% y 185% del nivel de pobreza son elegibles para las comidas de precios reducidos o "reduced-price", para el cual los estudiantes pueden pagar no más de 40 centavos por sus almuerzos. Ahora para poder comprender el por ciento nos referiremos al período entre el 01 de julio de 2013, y el 30 de junio de 2014, en el cual un 130% del nivel de pobreza representa un ingreso anual $30,615 para una familia de cuatro; y un 185% representa un ingreso de $43,568 para una familia del mismo tamaño y según el Departamento de Educación de los Estados Unidos (2012), el ingreso familiar promedio en la comunidad Aguas Claras era de unos $13,495 al año para las escuelas Elementales de Parcelas Aguas Claras y Urbana Nueva y un ingreso familiar promedio en la zona urbana de Ceiba de unos $18,655 al año para las escuelas Intermedia Nueva y Santiago Iglesias Pantín. En todos los casos referentes a estas estadísticas socio-económicas del Departamento de Educación de los Estados Unidos, la mayoría de los ingresos promedios, el cual es igual a un 84.6% (Apéndice #4), están por debajo del umbral de elegibilidad para el almuerzo de precio reducido y así puede explicarse el porcentaje promedio más alto de estudiantes que son elegibles para el almuerzo gratis. Además, solo un 7.5% de los estudiantes eran elegibles para almuerzos de precio reducido y un 7.9% resultaron inelegibles para el almuerzo gratis o reducido (Departamento de Educación de Puerto Rico, 2012; Departamento de Educación de los Estados Unidos, 2012; Apéndice #4).

El último elemento observado fue la población/sus habitantes. Ceiba es una ciudad multicultural con una población de 13,631 habitantes y una densidad poblacional de 33,13 personas por km²(Departamento de comercio de Estados Unidos oficina del censo, 2010; Apéndice #1). La misma fue fundado 7 de abril de 1838 por Luís de la Cruz. Ceiba, debe su nombre al mismo árbol que abundaba en sus tierras. El Ciudadano de Ceiba, también se le conoce como "Los Come Sopa"; "Los Sin Sopa"; y "La Ciudad del Marlín". Según el censo de 2010, (American FactFinder, 2010) habían 13,631 personas residiendo en Ceiba con una densidad poblacional de unos 33,13 hab./km². De esos 13,631 habitantes identificados en el censo del 2010, Ceiba estaba compuesto por 0.93% blancos, 0.17% afroamericanos, 0.05% asiáticos, 0.02% isleños del Pacífico, 0.02% otras razas y el 0.05% pertenecían a dos o más razas. Del total de la población el 98.75% eran hispanos o latinos de cualquier raza (US Board on Geographic Names (2007). Sin embargo, hay tres principales líneas étnicas la cual reflejan la herencia del Puertorriqueño: los indios Taínos, la mayoría de los cuales huyeron o murieron después de la conquista española; los Africanos negros, importados como esclavos bajo regla española; y los mismos españoles, con una mezcla de holandés, Inglés, Corsos y otros europeos, los cuales unidos representan la herencia hispana-Afro-antillana que hoy disfrutan los Puertorriqueños y los Ciudadanos de Ceiba (Minority Rights Groups International, 2005).

Después de realizar la encuesta, la impresión general sobre la comunidad de Ceiba es una de escasos recursos socio-económicos (Apéndice #4), tales como programas de salud y otros de índole social para los ancianos , niños y jóvenes; Así, como también la falta de Centros de Cuidados Urgentes (UCC) o Salas de Urgencias Municipales para atender emergencias o problemas crónicos después de horas laborables. Por otro lado, la administración a lanzado un programa nuevo llamado "Escudo" el cual esta disponibles para personas que han sufrido Violencia Doméstica; sin

33

embargo, aún se necesitaría más recursos para estas víctimas de violencia domestica, tales como refugios adecuados para la protección de cada solicitante ya que la seguridad debe de ser la primera prioridad, trabajadoras de manejo de caso para poder accesar las herramientas necesarias para suplir a estas víctimas, tales como servicios legales gratis, servicio psicológicos y salud mental, grupos de apoyo para víctimas recurrentes, centro de cuidado infantiles donde los niños de estas víctimas puedan asistir mientras el caso y la ayuda se le este brindando, coordinación para servicios de asistencia económica y cupones para alimentos y sobre todo un Centro de Cuidados Urgentes o Sala de Urgencias donde los doctores puedan ofrecer servicios de Salud y primeros auxilios a las víctimas maltratadas a la misma vez que son evaluadas y referidas a programas como Escudo. De la misma manera el poder identificar a los perpetradores de dicho abuso y poder trabajar con los mismos ofreciéndoles programas que le ayudan a aprender a controlarse o manejo de coraje, seria algo significativo para estas clases de programa pues se le estaría brindando las herramientas necesarias y la ayuda psicológica a estos, para mejorar sus relaciones con sus parejas y niños creando así una unidad familiar más fuerte y una familia más saludable. Los problemas de alcohol, substancias controladas y no controladas también pasan a ser un problemas en la Cuidad de Ceiba y la cual en muchas ocasiones trae como consecuencia dicha violencia doméstica.

Otros programas de salud y de índole social serian la expansión de la Oficina Municipal para el Manejo de Emergencias (OMME). Según el censo de 2010, (American FactFinder, 2010) habían 13,631 personas residiendo en Ceiba con una densidad poblacional de unos 33.13 hab./km² (US Departamento de comercio de Estados Unidos censo 2010; Apéndice #1), lo cual puede implicar un promedio de habitantes demasiado alto para el numero de trabajadores que laboran en la OMME y la cantidad de equipos al igual que vehículos en vista de alguna emergencia o desastre natural. Por estas razones, debemos de destacar como Ciudadanos, la importancia de la OMME en la vida de cientos de Ciudadanos de Ceiba, pues esta oficina tiene en sus manos diariamente la vida de estos Ciudadanos que dependen de una respuesta efectiva y rápida para seguir viviendo y en vista de la cantidad de habitantes reflejada en el Censo del 2010, la inversión de dinero para reforzar la Oficina para el Manejo de Emergencias de la Ciudad de Ceiba seria una necesidad, pues en esta forma estarían mejor preparados para cualquier acontecimiento y mantener la salud y seguridad de sus residentes. Serian necesarias ciertas mejoras en el equipo tales como ambulancias tipo III (las cuales funcionan como salas de emergencia rodantes), vehículos SUV (Sport Utility Vehicle), camión cisterna y equipo de extracción para ofrecer un mejor servicio. También, como Ceiba es una Ciudad costera, la adquisición y utilización de mejores equipos tales como, jet boats de rescate, Balsas con motor de rescate y otro equipo designado para rescate acuático y/o búsqueda y rescate seria imprescindible de adquirir o actualizar; incluyendo además el continuo ofrecimiento de adiestramientos a los trabajadores de la OMME para así continuar fortaleciendo la respuesta ágil y efectiva en situaciones de emergencias.

En resumen, la Cuidad de Ceiba cuenta con varios recursos los cuales no han podido ser desarrollados efectivamente para el beneficio de los Ciudadanos y nos lleva a una brecha o GAP entre los servicios existentes y los servicios de Salud ofrecidos por la Ciudad de Ceiba y su administración hacia sus Ciudadanos. Además la presente recesión económica y problemas socio-económicos tanto en la Ciudad de Ceiba como en todo Puerto Rico, no permiten algunos programas ser desarrollados apropiadamente e igualar la cantidad de servicios ofrecidos con la cantidad de habitantes que residen en la Ciudad de Ceiba. Esto representa un problema entre la cantidad de programas que son ofrecidos y la cantidad de habitantes que la ciudad de Ceiba tiene, lo cual a su vez refleja claramente un déficit equitativo en los programas que actualmente son ofrecidos a los residentes de Ceiba.

"La Cuidad de Ceiba cuenta con varios recursos los cuales no han podido ser efectivamente desarrollados, llevándonos de esta manera a una serie de brechas entre los servicios de Salud existentes y los servicios que la Ciudad pudiera ofrecer para beneficio del ciudadano; lo cual a su vez señala claramente un problema entre la cantidad de programas que son ofrecidos y la cantidad de habitantes que hay en la ciudad, reflejando de esta manera un déficit equitativo entre los programas que actualmente son ofrecidos y los residentes de Ceiba."

ANÁLISIS DE BRECHAS (GAP ANALYSIS)

El Análisis de brechas (GAP Analysis) es la comparación del desempeño real con un rendimiento potencial o deseado. Por lo tanto este análisis de brechas pudiera identificar brechas o GAPs entre la asignación optimizada y la integración de los recursos a la misma en comparación con el actual nivel de asignación en el departamento o agencia. En este caso el análisis de brechas (GAP) de la situación de salud en el Pueblo de Ceiba, según las condiciones de vida identifica las condiciones de vida y las brechas (GAPs) de salud existentes dentro de la comunidad para optimizar el uso de los recursos en la solución de problemas prioritarios como lo son la salud del Pueblo.

La Metodología utilizada para este estudio o análisis fueron las Encuestas y Resumen Windshield (Windshield Survey Summary), las cuales se utilizan a menudo para evaluar las necesidades de la comunidad en general, por ejemplo, estimar el nivel de pobreza o para examinar las facetas más específicas del carácter físico, social o económico.

Sin embargo para propósitos de este estudio las Encuestas y Resumen Windshield fueron utilizadas para ampliar el conocimiento sobre los recursos relacionados con la salud de la Cuidad de Ceiba e identificar las posibles brechas o GAPs en sus servicios de Salud a medida que se traza un plan de servicios que son necesarios para la salud del Pueblo.

El estudio se realizó en la Ciudad de Ceiba durante los meses de Septiembre y Octubre del 2014, donde a través de las Encuestas y Resumen Windshield (Windshield Survey Summary) se hicieron unas observaciones sistemáticas y estructuradas para ofrecer una visión objetiva de la comunidad, que a su vez nos ayudaron a determinar dónde enfocar los esfuerzos para crear un plan de servicios e identificar los recursos relacionados con la salud que pueden ser útiles para los Ciudadanos de Ceiba a la vez que podemos aprender sobre deficiencias en estos servicios y como mejorarlos. A continuación estaremos compartiendo la información obtenida y las recomendaciones respecto a los recursos relacionados con la salud de Ceiba y como poder optimizarlos para que den un mejor rendimiento y servicios a la Ciudad y sus Ciudadanos.

CARACTERÍSTICAS DE LA COMUNIDAD EN CEIBA

La Ciudad de la Ceiba es una pequeña municipalidad situada en el noreste de Puerto Rico (Apéndice #1) y su extensión territorial es de aproximadamente 27 millas cuadradas (Enciclopedia de Puerto Rico, 2010). La geografía de la municipalidad esta bordeando al Este con el océano Atlántico y al sur con el mar Caribe, mientras al Oeste, presenta grandes montañas que forman parte de la Sierra de Luquillo (Enciclopedia de Puerto Rico, 2010).

Ceiba fue fundada en 1838 bajo ideas Cristianas y declaraciones de fe de la iglesia católica que prevaleció en los siglos anteriores a través de la tradición española (Enciclopedia de Puerto Rico, 2010). Según el Censo del 2010 Ceiba contaba con una población de 13,631 habitantes y 6,742 unidades de vivienda (Departamento de Comercio de Estados Unidos oficina del censo, 2010).

Sin embargo, de acuerdo con las estimaciones anuales de la población residente: 01 de abril de 2010 al 01 de Julio de 2013 del Censo de los Estados Unidos, la población de Ceiba ha disminuido considerablemente a unos 12,946 habitantes y dónde la edad mediana (Median Age) son de unos 38.4 años (Annual Estimates of the Resident Population: April 1, 2010 to July 1, 2013; U.S. Census Bureau, Population Division; "(Figura 1 - Apéndice #5).

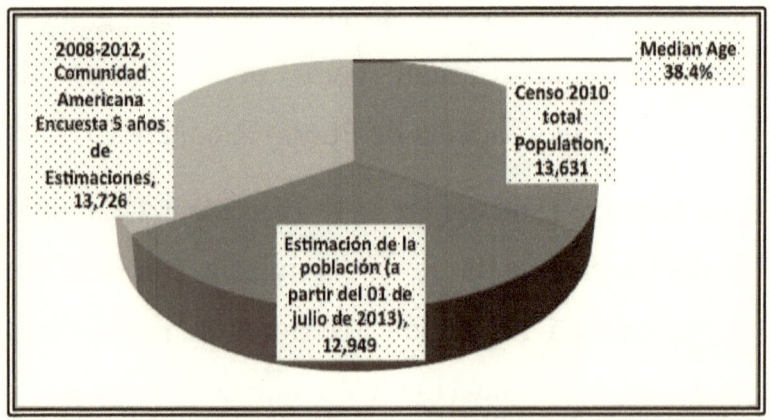

Source: Annual Estimates of the Resident Population: April 1, 2010 to July 1, 2013; U.S. Census Bureau, Population Division ; Figura 1-Apéndice 5.

La densidad poblacional de Ceiba es de unos 33.13 personas por km² (Departamento de comercio de Estados Unidos oficina del censo,

2010; Apéndice #1) y la misma fue fundada el 7 de abril de 1838 por Luís de la Cruz. El Ciudadano de Ceiba, también se le conoce como "Los Come Sopa"; "Los Sin Sopa"; y "La Ciudad del Marlín". Según el U.S. Bureau del Censo y las encuestas Americanas de 5 años 2008-2012 de las razas y origen Hispano en la Ciudad de Ceiba se estima que estas se componían de un 32% Blancos (Hispano o Latino); 3% Afro-Americanos; 1% Asiáticos; 11% Algunos Otros; 2% Pertenecían a dos o más razas; 48% Hispanos o Latinos de cualquier Raza; 0% Blanco Solo; 2% Veteranos; 1% Población Nacida en el Extranjero . Del total de la población el 97% eran hispanos o latinos de cualquier raza (US Board on Geographic Names, 2007; U.S. Census Bureau; American FactFinder; figura #2-Apéndice 5).

Sin embargo, hay tres principales líneas étnicas la cual reflejan la herencia del Puertorriqueño: los indios Taínos, la mayoría de los cuales huyeron o murieron después de la conquista española; los Africanos negros, importados como esclavos bajo regla española; y los mismos españoles, con una mezcla de holandés, Inglés, corsos y otros europeos, los cuales unidos representan la herencia hispana-Afro-antillana que hoy disfrutan los Puertorriqueños y los Ciudadanos de Ceiba (Minority Rights Groups International, 2005).

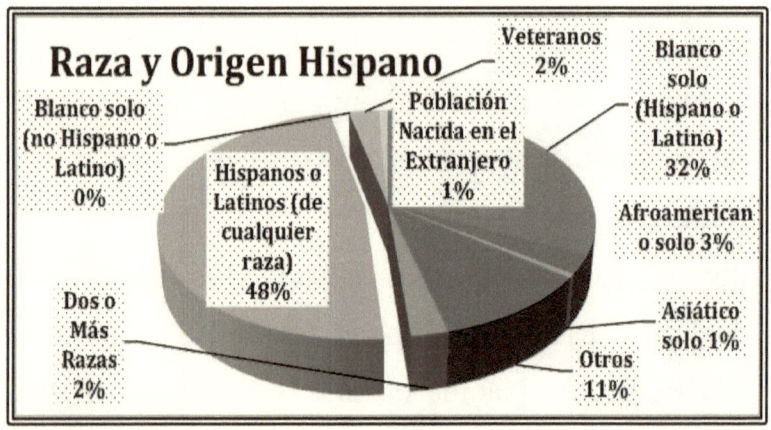

Source: U.S. Census Bureau, Population Division (Figura 2-Apéndice 5)

De acuerdo con el Censo del 2010 el total de viviendas en la Ciudad de Ceiba eran de unas 6,742; sin embargo, de acuerdo con las estimaciones anuales de la vivienda del 2012 del Censo de los Estados Unidos estas unidades de viviendas experimentaron un aumento para un total de 7,546 unidades de viviendas construidas para el

2012(U.S. Census Bureau, Population Division ;Figura 3-Apéndice 5), lo cual dejaron un saldo de 4,355 viviendas ocupadas y otras 3,101 viviendas vacantes en la Ciudad (U.S. Census Bureau, Population Division ;Figura 4-Apéndice 5).

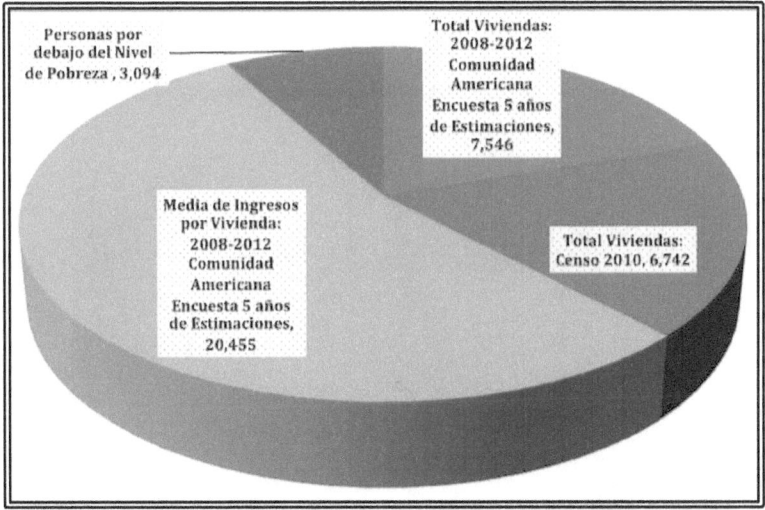

Source: Annual Estimates of the Resident Population: April 1, 2010 to July 1, 2013; U.S. Census Bureau,Population Division ; Figura 3-Apéndice 5.

De la misma manera, según las estimaciones anuales de la vivienda del 2012 y el Censo de los Estados Unidos 3,094 personas o el (41%) de los individuos en estas viviendas están por debajo del nivel de pobreza (U.S. Census Bureau, Population

Division ;Figura 3-Apéndice 5). Esta información muy bien pudiera reflejar la razón del éxodo experimentado por la Ciudad de Ceiba, desde que comenzó la recesión económica, al igual que un numero de viviendas las cuales están vacantes lo cual pudiera implicar el estar abandonadas o apropiadamente cerradas por los dueños o herederos.

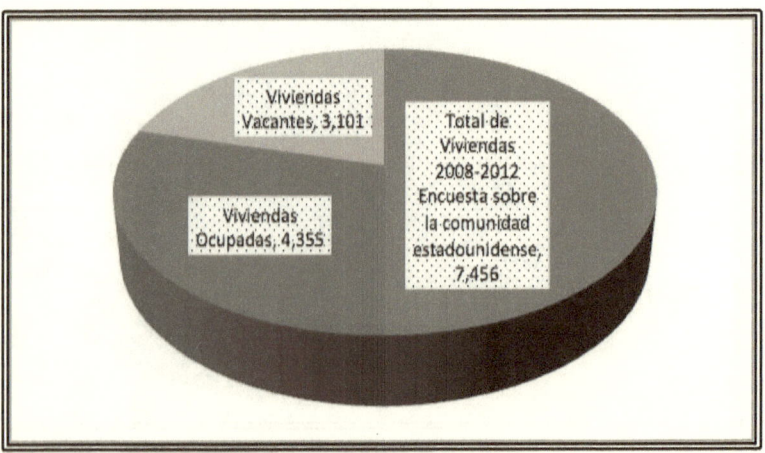

Source: Annual Estimates of the Resident Population: April 1, 2010 to July 1, 2013; U.S. Census Bureau, Population Division ;Figura 4-Apéndice 5.

Tomando en cuenta las cantidades de viviendas vacantes y según las encuestas anuales estimadas de la población residente de Ceiba (01 de abril de 2010 al 01 de julio de 2013; Oficina del censo,

División de población de los Estados Unidos), se estima que un 41% de los individuos están por debajo del nivel de pobreza (U.S. Census Bureau, Population Division; Figura 3-Apéndice 5), lo cual muy bien pudiera reflejar una población en necesidad de varios programas socio-económicos para ayudar en su desarrollo y estabilidad para seguir funcionando como Pueblo.

Por otra parte, los niveles de pobreza ya mencionados e indicados por la oficina del censo de los Estados Unidos se pueden apreciar mejor a través de las estadísticas socio-económicas sobre el programa nacional de almuerzos escolares desarrolladas por el Departamento de Educación de los Estados Unidos (2014). Por ejemplo, según el Departamento de Educación de los Estados Unidos, cualquier niño en una escuela participante puede comprar una comida a través del programa nacional de almuerzos escolares. Los niños de familias con ingresos iguales o inferiores de 130% del nivel de pobreza son elegibles para comidas gratis y aquellos con ingresos entre 130% y 185%

del nivel de pobreza son elegibles para las comidas de precios reducidos o "reduced-price", para el cual los estudiantes pueden pagar no más de 40 centavos por sus almuerzos. Ahora para poder comprender el por ciento, nos referiremos al período entre el 01 de julio de 2013, y el 30 de junio de 2014, en el cual un 130% del nivel de pobreza representa un ingreso anual de $30,615 para una familia de cuatro; y un 185% representa un ingreso de $43,568 para una familia del mismo tamaño y según el Departamento de Educación de los Estados Unidos (2014), el ingreso familiar promedio en la comunidad Aguas Claras era de unos $13,495 al año para las escuelas Elementales de Parcelas Aguas Claras y Urbana Nueva y un ingreso familiar promedio en la zona urbana de Ceiba de unos $18,655 al año para las escuelas Intermedia Nueva y Superior Santiago Iglesias Pantín. En todos los casos referentes a estas estadísticas socio-económicas del Departamento de Educación de los Estados Unidos, la mayoría de los ingresos promedios por familia, resultaron en un 84.6% de familias con un ingreso igual o inferior al 130% del nivel de pobreza o un salario menor de $30,615 al año (Figura 1-Apéndice #4).

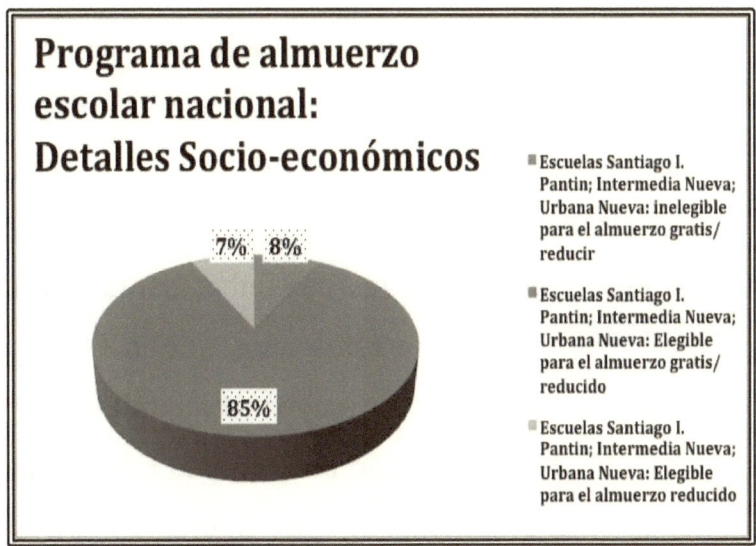

Source: U.S. Department of Education (2014); Figura 1-Apéndice 4.

Sin embargo, la Ciudad de Ceiba a visto un crecimiento en su infra-estructura en los últimos 40 años, pues la misma cuenta con una diversidad en viviendas y alojamientos tales como, las viviendas para personas de bajos ingresos, así como vivienda subsidiada por la sección ocho (8). También cuenta con varias subdivisiones para la clase media, las cuales fueron en su mayoría desarrolladas entre los años 1970 y 2009; siendo los años 1970 al 79 los de mayor productividad en construcción de nueva viviendas, con unas 2,055 nuevas viviendas construidas. Algunas de esta viviendas construidas formaron parte de varias subdivisiones que se levantaron durante esos años, tales como Jardines de Ceiba I y II; Jardines Ávila; Villas del Pilar; Las Vegas de Ceiba; Santa María y otras. Fueron durante estos años que la Ciudad de Ceiba obtuvo su mayor crecimiento y posteriormente mantuvo un crecimiento gradual en décadas siguientes, según la figura #5 (U.S. Census Bureau, Population Division; Apéndice 5). Es importante señalar que antes de la década del 1970 Ceiba contaba con tan solo 1600 viviendas establecidas en la Ciudad de las cuales 100 fueron construidas antes del 1939, incluyendo varios de los edificios históricos y la mayoría de esas viviendas fueron construidas en la década del 1960 según la figura #5 (U.S. Census Bureau, Population Division; Apéndice 5).

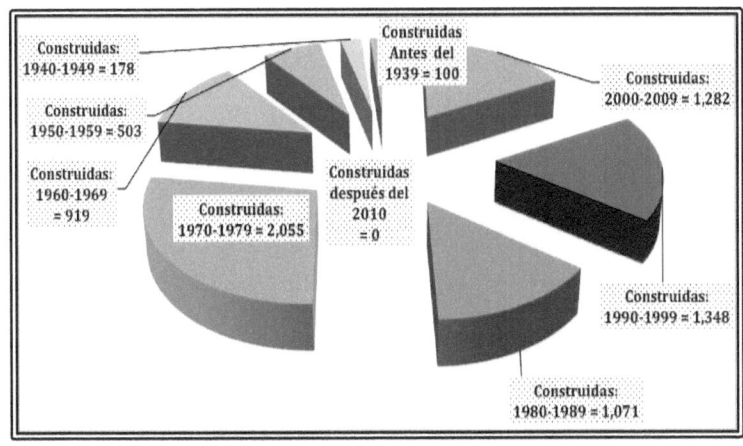

Source: Annual Estimates of the Resident Population: April 1, 2010 to July 1, 2013; U.S. Census Bureau, Population Division ;Figura 5-Apéndice 5.

Estas viviendas fueron en su mayoría construidas para familias de clase media con algunas subsidiadas por el Estado y otros programas. Sin embargo, durante el estudio las viviendas y áreas cercanas fueron apropiadamente observadas y se encontró que hay una diversidad de viviendas o Unidades Familiares en diferentes áreas de la ciudad de Ceiba incluyendo varios proyectos de vivienda para personas de altos recursos económicos, además de las ya mencionadas para personas de clase media y de escasos recursos económicos. En las mayorías de las subdivisiones de viviendas las área verdes y las condiciones de las mismas se mantienen tan limpias y con buena apariencia como les sea posible; a excepción de algunas viviendas las cuales aparentan estar en un estado de abandono y/o reposeídas por bancos o cooperativas (Apéndice #2). Las áreas verdes en cada subdivisión y vivienda pública son mantenidas tan limpias como es posible, incluyendo algunas áreas verdes que pertenecen al municipio o gobierno local; Sin embargo, existen épocas donde las zonas verdes no se mantienen limpias o aseadas y la climatología, el medio ambiente y las zonas verdes extremadamente crecidas, tienen un efecto devastador en la salud de muchos residentes que sufren de estos problemas, tales como el Asma. El Asma es una enfermedad crónica caracterizada por una inflamación de las vías respiratorias que dificulta la entrada y salida del aire a los pulmones, y limita la respiración con el aumento en la producción de mucosidad de los bronquios (Diccionario Manual de la Lengua Española Vox.,2007).

Inclusive, muchas de las subdivisiones cuentan con su propia área de recreación, que incluyen al menos una cancha para jugar baloncesto y un Parque infantil para los niños, mientras otras incluyen parques pequeños para jugar béisbol, lo cual representan otras áreas verdes las cuales tienen la necesidad de ser mantenidas; sin embargo, muchas veces no son mantenidas apropiadamente por las personas o entidades responsables, aumentando de esta manera el riesgo y/o peligro de quebrantos de salud por enfermedades de la vía respiratorias o alergias. Otro ejemplo de esto son otras áreas verdes que pertenecen al gobierno Estatal, los cuales a su vez son responsables por su mantenimiento y limpieza; sin embargo estas no son mantenidas apropiadamente ni mucho menos están asignadas en el presupuesto del gobierno local o municipio para mantenerlas; por lo tanto estas zonas se mantienen olvidadas y falta de mantenimiento, lo cual podrían convertirse en un peligro para los Ciudadanos (Apéndice #2).

Por otro lado, con la actual recesión económica en Puerto Rico, no todos los edificios comerciales en Ceiba están ocupados y en buenas condiciones como para ofrecer un servicio a la Ciudad. En el pasado Ceiba contaba con varias empresas que evolucionaban alrededor de la madera contrachapada, prendas de vestir y productos de hardware de fabricación, que empleaba a muchas personas tanto en la ciudad como de otros lugares. Sin embargo, ya no quedan muchas fábricas abiertas a consecuencia de la actual recesión económica que nuestro País esta sufriendo y el desempleo ha subido de tal manera en los últimos años, lo cual a causado los cierres de estas industrias, dejando a muchos desempleados y otros tantos edificios empresariales vacíos , vacantes y con apariencia de abandonados (Apéndice #2). Hay varios edificios cerca del centro y las afueras de la Ciudad, los cuales están vacantes o con apariencia de abandonados, los cuales no les han estado dando el debido mantenimiento, incluyendo las áreas verdes y recogido de basura al igual que el aspecto exterior (Apéndice #2). Por lo tanto, al no poder suplir el debido mantenimiento a estos edificios comerciales o de no haber alguien responsable para darle dicho mantenimiento, entonces esto pudieran tener un efecto en la salud de los Ciudadanos que viven cerca o al rededor de la zona afectada. Pues estas condiciones crearían un ambiente favorable para la propagación de enfermedades, tales como la del dengue, el Chikungunya, o enfermedades crónicas de las vías respiratorias entre otras.

Por otra parte muchos de los comercios y edificios municipales y/o privados tienen sobre 40 o 50 años (Figura 5-Apéndice# 5) y no son totalmente accesibles para personas con discapacidades. Además la mayoría de las aceras que conducen a estos edificios o transitan a través de la Ciudad de Ceiba no son muy accesibles como otras ciudades o municipios en Puerto Rico. Por lo tanto, en la actualidad hay problemas con acomodar las personas con discapacidades para que sean más independientes, pues algunas tienen que usar las carreteras principales para montar sus sillas de ruedas eléctricas o scooters, pues no todas las aceras son totalmente accesibles (Apéndice# 2), y esto pudiera aumentar las posibilidades para un accidente con otro vehículo de motor.

"Según el estudio realizado en la Ciudad de Ceiba, utilizando diversas herramientas tales como la encuesta y Resumen Windshield y otras encuestas sobre la comunidad estadounidense en Puerto Rico 2008 – 2012 de la Oficina del Censo de los Estados Unidos, se determinó que los niños y ancianos pudieran ser la población más afectada de salud en la Ciudad, debido a condiciones creadas en el medio ambiente por el abandono y cierre de infraestructuras, la falta de mantenimiento en las áreas verdes y la falta de aseo urbano, el cual tiene el propósito de recuperar los espacios de la Ciudad para hacerlos más vivibles y de disfrute para todos."

Población de Alto Riesgo a Ser Afectadas debido a Problemas de Salud

Según el estudio realizado en la Ciudad de Ceiba, utilizando diversas herramientas tales como la encuesta y Resumen Windshield (Windshield Survey Summary) y otras encuestas sobre la comunidad Estadounidense en Puerto Rico 2008 – 2012 de la Oficina del Censo de los Estados Unidos (U.S. Census Bureau, 2008-2012 American Community Survey), se determinó que los niños y ancianos pudieran ser la población más afectada de salud en la Ciudad, debido a condiciones creadas en el medio ambiente por el abandono y cierre de infra-estructuras, la falta de mantenimiento en las áreas verdes y la falta de aseo urbano el cual tiene el propósito de recuperar los espacios de la Ciudad para hacerlos más vivibles y de disfrute para todos. Por lo general los niños y ancianos son las poblaciones que están en más peligro durante un desastre natural o epidemia y además, junto a otras personas tienen sus sistemas inmunológico comprometidos, el cual los hace más vulnerables a enfermedades del medio ambiente, tales como el Dengue, el Chikungunya, el Asma y otras enfermedades crónicas de las vías respiratorias no mencionadas las cuales pudieran ser catastróficas para estas personas.

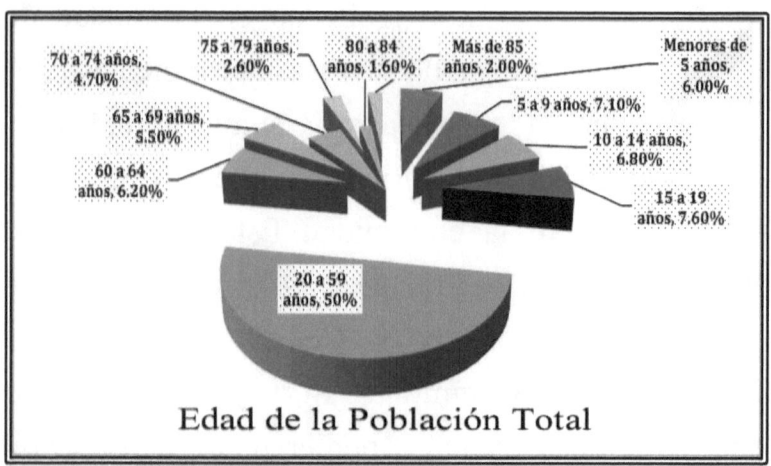

Edad de la Población Total

Source: U.S. Census Bureau, 2008-2012 American Community Survey; Figura 6-Apéndice 5.

Según las encuestas de la comunidad Estadounidense en Puerto Rico 2008 – 2012 y la Oficina del Censo de los Estados Unidos (U.S. Census Bureau, 2008-2012 American Community Survey), la población más afectada de salud, los cuales son los niños entre nacimiento y 19 años y los ancianos de 60 años en adelante suman un 50% de la población de la Ciudad de Ceiba o unos 6,473 habitantes de los 12,946 que actualmente viven en la Ciudad (U.S. Census Bureau, 2008-2012 American Community Survey).

Estas estadísticas son alarmantes para la Ciudad de Ceiba y los servicios Médicos limitados que esta tiene para ofrecer a la Ciudadanía; lo cual representa un peligro mayor para estos Ciudadanos ya que los servicios básicos de Salud después de horas laborables no están funcionando en su totalidad y son bien necesitados. Además, otros servicios como los ofrecidos por OMME pueden no ser suficiente debido a la gran cantidad de niños y ancianos en Ceiba en comparación con la cantidad de personal y equipo disponible que este departamento posee para ofrecer sus servicios a la ciudad, lo cual refleja un déficit equitativo en los programas y servicios que este departamento y la administración pueden ofrecer a sus residentes. Por lo tanto, en vista que ocurriese alguna emergencia, desastre natural o desastre hecho por el hombre, el promedio de los Ciudadanos más vulnerables como lo son los niños y ancianos seria demasiado alto para la OMME atender, pues esta población carece de transportación, debido a su edad corta o avanzada y el ser transportados a salas de emergencias o urgencias más cercanas tomaría mucho tiempo aumentando así las tazas de mortalidad y morbilidad.

"De acuerdo con las encuestas de la comunidad estadounidense en Puerto Rico 2008 – 2012 y la Oficina del Censo de los Estados Unidos, la población más vulnerable identificada en este estudio fueron los niños con un 27.5% y los ancianos con un 22.5% lo cual suman un 50% o unos 6,473 habitantes. Al no tener un programa preventivo y/o efectivo para esta población pudiera llevarla a un brote epidémico el cual sería difícil de controlar debido a los servicios de salud limitados y otros los cuales no son existentes. Por lo tanto, hay necesidad de establecer y ampliar los servicios de salud existentes incluyendo una Sala de Urgencias."

ANÁLISIS DE LOS RIESGOS PARA LA SALUD

De acuerdo con el estudio realizado en la Ciudad de Ceiba, se encontró varios riesgos de salud que pudieran afectar a la población identificada como la más vulnerable. Por ejemplo, las áreas verdes como los árboles o plantas en algunos sectores de la Ciudad, los cuales no están siendo apropiadamente mantenidos (Apéndice #2); las aceras y carreteras las cuales están en su mayoría llenas de agujeros los cuales se llenan de agua formando un charco durante la temporada de lluvias, creando de esta manera una infestación de mosquitos y aumentándolas posibilidades de enfermedades transmitidas por estos vectores, tales como el "El Dengue", el cual es un tipo de gripe en el Caribe que ataca a los más vulnerables de nuestra sociedad, como los niños y ancianos (EJ García Rivera, Rigau-Pérez JG., 2003). Además del Dengue, otro virus que ataca los más vulnerables en el Caribe es el del Chikungunya, el cual tiene una sintomatología similar a la del Dengue y se transmite de manera similar a través del mismo Mosquito-vector, causando una enfermedad con una fase febril aguda que dura de 2 a 5 días, seguido de un período de dolores de las articulaciones en las extremidades; este dolor puede persistir semanas, meses o incluso durante años en un porcentaje de casos que puede rondar el 12% (Powers, Logue, 2007. pp.2363-77). La mejor forma de prevención de estas enfermedades transmitidas por este vector, es el control general del mosquito, además evitar las picaduras de mosquitos infectados; sin embargo, no seria tan fácil como creemos (Apéndice #2), pues esto significaría la eliminación de charcos, aguas estancadas y el mantenimiento de las áreas verdes a la vez que nos concentramos en el Aseo Urbano y recogido de basura tanto en las áreas verdes como a lo largo de las carreteras y otros lugares en la Ciudad de Ceiba, con el propósito de recuperar los espacios de la Ciudad para hacerlos más vivibles, ya que estos sirven como criaderos de estos mosquitos-vectores. En casos de estos brotes, se precisaría el incrementar la prevención, como el eliminar posibles criaderos y fumigar seguido en sectores donde estos mosquitos se estén reproduciendo con mayor rapidez a el mismo tiempo que pusiéramos en practica los controles ambientales, tales como el uso de repelentes, el cubrir la mayor parte de las superficies expuestas a picaduras, el prevenir el acceso de los mosquitos desde ventanas y puertas usando toldillos u otra clase de protectores. Además el uso de mosquiteros y otras formas de prevención las cuales pueden ayudar a evitar un brote epidémico en la ciudad, pues hasta la fecha no hay un tratamiento específico, pero existen medicamentos que se pueden usar para reducir los síntomas (Caglioti, Lalle, Castilletti, Carletti, Capobianchi, Bordi.(2013).pp.211-27). De acuerdo con las encuestas de la comunidad Estadounidense en Puerto Rico 2008 – 2012 y la Oficina del Censo de los Estados Unidos la población más vulnerable a estas enfermedades serian los niños con un 27.5% y los ancianos con un 22.5% lo cual suman un 50% de la población total de la Ciudad (Figura # 6-Apéndice #5) y el no tener un programa preventivo y efectivo en la Ciudad de

Ceiba, para esta población pudiera llevarla a un brote epidémico en la cual seria difícil de controlar debido a los servicios de salud limitados y otros los cuales no son existentes. Esto despierta una necesidad en la Ciudad de Ceiba para profesionales de la salud los cuales se especialicen en las áreas de Pediatría y Geriatría, ya que esta población cuenta con un sistema inmune débil y son más propensos a desarrollar estas y otras enfermedades. Por lo tanto hay necesidad de establecer y ampliar los servicios de salud existentes incluyendo una Sala de Urgencias o Centro de Cuidado Urgentes en la Ciudad para poder evitar o prevenir brotes de epidemia los cuales serian catastróficos para esta población.

ANÁLISIS DE BRECHAS EN CEIBA

Entre servicios de Salud Ofrecidos y Servicios de Salud Necesitados

E l estudio que se realizó en la Ciudad de Ceiba encontró una brecha o (GAP) existente entre la población más vulnerable (Figura #6- Apéndice #5), los cuales son los niños, ancianos y los individuos que poseen un sistema inmune comprometido y los servicios de salud necesarios para mantenerlos saludables. Además, de otros programas o agencias como la Oficina Municipal para el Manejo de Emergencias (OMME), La cual siempre se esmera por ofrecer el mejor servicio posible; sin embargo, con una población estimada en unos 12,946 habitantes residiendo en Ceiba, según las encuestas de la comunidad Estadounidense en Puerto Rico 2008 – 2012 y la Oficina del Censo de los Estados Unidos (U.S. Census Bureau, 2008-2012 American Community Survey), estos servicios ofrecidos a la Ciudadanía por esta agencia, no son equitativos a la realidad poblacional partiendo de este censo. Esta desproporción entre el numero de habitantes y los recursos propiedad de esta agencia presentaría un problema para seguir brindando un servicio eficiente y efectivo a la población más vulnerable la cual se compone de niños entre nacimiento y 19 años y ancianos de 60 años en adelante, lo cual suman unos 6,473 habitantes o un 50% de la población actual (Figura # 6-Apéndice #5). Es importante recordar que la densidad poblacional del total de los habitantes de Ceiba son de unos 180 habitantes por milla cuadrada y una extensión territorial que comprende de unas 27.2 millas cuadradas (US Departamento de comercio de Estados Unidos censo 2010; Apéndice #1), lo cual implicaría un promedio demasiado alto de habitantes por milla cuadrada en una municipalidad que aproximadamente comprende unas 27 millas cuadradas entre terrenos montañosos y llanos. Además la ciudad de Ceiba tiene una geografía que se extiende más de 50 millas cuadradas en el agua, después de su orilla, extendiendo el municipio al noroeste en los mares entre Culebra y Fajardo, de tal modo que incluye los arrecifes e islotes llamados Arrecifes Hermanos y Arrecifes Barriles, los cuales están cercanos al barrio costero de Machos (US Departamento de comercio de Estados Unidos censo 2010; Apéndice #1). Es por esta razón, que seria beneficioso e imprescindible el adquirir o actualizar los equipos utilizados y necesitados por la OMME tales como, jet boats para rescate, Balsas de rescate con motor, y otro equipo designado para rescate acuático y/o búsqueda y rescate y así poder expandir sus servicios y operaciones para el beneficio de los residentes de Ceiba.

En resumen, la Cuidad de Ceiba cuenta con varios recursos los cuales no han podido ser desarrollados efectivamente para el beneficio de los Ciudadanos y nos lleva a una brecha o GAP entre los servicios existentes y los servicios de Salud ofrecidos por la Ciudad de Ceiba y su administración hacia sus Ciudadanos y a pesar de las varias oficinas de doctores en la ciudad, Ceiba sigue en necesidad de una Salas de Urgencias o Centro de Cuidado Urgente (UCC) la cual estaría operando mayormente después de horas laborables para el beneficio de la población más vulnerable y todos aquellos que necesiten asistencia medica urgente; de la misma manera, necesitaría expandir los servicios y personal de la OMME para garantizar la pronta atención a todos los Ciudadanos.

"Según el censo del Departamento de Comercio de Estados Unidos en el 2010, la densidad poblacional de Ceiba es de unos 180 habitantes por milla cuadrada en una extensión territorial que comprende de unas 27.2 millas cuadradas y una geografía que se extiende más de 50 millas cuadradas en el agua. Por ende, los servicios de Salud ofrecidos durante y después de horas laborables deben de ser equitativos a la realidad poblacional partiendo de este censo."

RECOMENDACIONES

El Análisis de brechas (GAP Analysis) fue realizado en la Ciudad de Ceiba durante los meses de septiembre y octubre del 2014 y el mismo representa una comparación del desempeño real de los servicios de salud con un rendimiento potencial o deseado. Por lo tanto, a través de este estudio se pudieron encontrar varias brechas o (GAPs) existentes entre la población más vulnerable (Figura #6- Apéndice #5), los cuales son los niños, ancianos y los individuos que poseen un sistema inmune comprometido y los servicios de salud necesarios para mantenerlos saludables. A raíz de estos hallazgos varias recomendaciones fueron analizadas y consideradas para optimizar el uso de los recursos existentes que son bien importantes en la solución de problemas prioritarios como lo son la salud del pueblo y así poder mejorar el sistema de salud de Ceiba; sin embargo estas no son todas las recomendaciones ni todas las brechas encontradas, pero se consideran las mismas, incluidas en estas recomendaciones ser las más importantes para comenzar para fortalecer la salud de un pueblo. Por ende, un estudio más a fondo seria recomendado para poder llenar otras brechas (GAPs) y hacer del sistema de salud de Ceiba, uno más completo, efectivo y que pueda servir como un modelo para el pueblo de Puerto Rico.

La primera brecha (GAP) encontrada es la falta de una Sala de Urgencias o Centro de Cuidado Urgente, el cual acostumbraba operar varios días a la semana hasta el comienzo del 2013 y en estos momentos se encuentra en un estado de aparente abandono según las fotos en el Apéndice #2, dejando a una población de cerca de 13,000 habitantes, sin los servicios médicos necesarios después de horas laborables (Apéndice #2). Es por esta razón que todas emergencias o condiciones de cuido urgentes son vistas en Fajardo o Naguabo después de horas laborables, lo cual representa un problema para una ciudad que cuenta con casi 13,000 habitantes que tienen que visitar y ser atendidos en otros Centro de Cuidado Urgente

(UCC) o Centro de Diagnóstico y Tratamiento (CDT) del pueblo más cercano, pudiendo ser vistos en la Sala de Urgencias que actualmente esta cerrada por motivos fuera del alcance de la Ciudadanía. El no tener los recursos de una Sala de Urgencias para la entrega de atención ambulatoria a los Ciudadanos de Ceiba, representaría trabajo adicional para el cuerpo de paramédicos municipales de la OMME, los cuales hacen el mejor trabajo posible con estas emergencias, pero los recursos existentes en su departamento no serian lo suficiente para atender una población de unos 12,946 habitantes en donde la población más afectada de salud, serian los niños y ancianos los cuales sumarían un 50% ó unos 6,473 habitantes de la población total dentro de un municipio que comprende unas 27.2 millas cuadradas entre terreno montañosos y llanos, incluyendo más de 50 millas cuadradas en el agua, después de su orilla, extendiendo así el municipio al noroeste en los mares entre Culebra y Fajardo (US Departamento de comercio de Estados Unidos censo 2010; Apéndice

#1). Por lo tanto la necesidad de mejorar y/o adquirir equipo para este departamento le daría la oportunidad a este para compensar la ausencia de una Sala de Urgencias y lograr un mejor servicio de salud equitativo con la población actual de Ceiba; de no ser así, entonces la implantación de una Sala de Urgencias seria inminente para proveer los servicios necesarios a la comunidades del Pueblo.

El tener una Sala de Urgencias o Centro de Cuidado Urgente (UCC) disponible para el uso de los residentes de la Ciudad de Ceiba seria bien importante, pues esta se especializa en la entrega de atención ambulatoria que son de índole urgentes pero no peligrosa para la vida, y aun así continúan requiriendo atención inmediata, mientras que en una sala de emergencia tradicional la espera seria de horas (Borkowski, Stephanie 2012) y los gastos serian astronómicos y afectaría el bolsillo de nuestros residentes, al mismo tiempo que afectaría a la economía del pueblo y el país (Wise Bread. 2010; Figura 7-Apéndice 5).

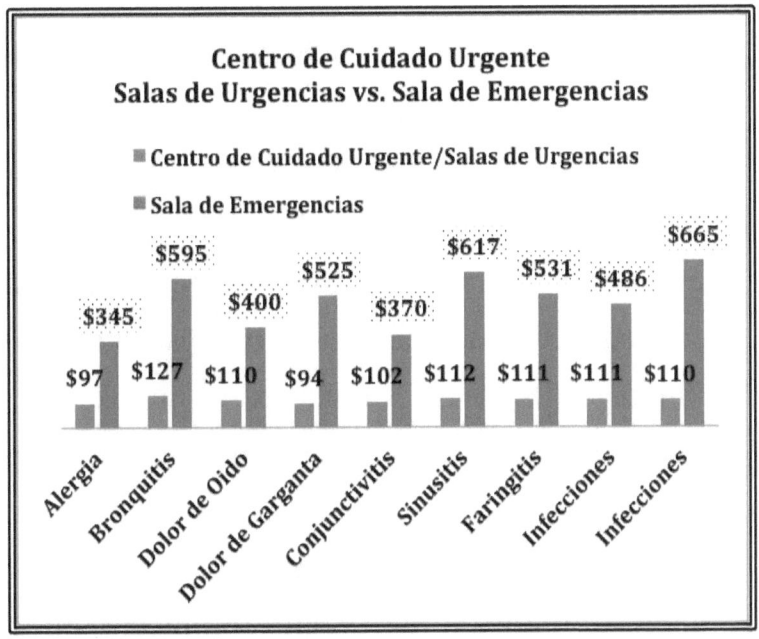

Source: Los costos de Salas de Urgencias o Centro de Cuidados Urgentes son Estimados sometidos por Medica Choice Network para Nueve dolencias communes (2010)./ Los costos de Sala de Emergencias fueron calculados a través del promedio de reclamaciones presentadas por Media Choice Network (2010) en un sistema de más de 4,000 oficinas médicas, clínicas yhospitales a través de cuatro Estados del medio oeste de Estados Unidos; Figura 7-Apéndice 5.

En la figura #7 se pueden apreciar los costos de Salas de Urgencias o Centro de Cuidados Urgentes en comparación con los costos de Salas de Emergencias. La información se recopilo a través de los estimados sometidos por Medica Choice

Network para Nueve dolencias comunes usando un sistema de más de 4,000 oficinas médicas, clínicas y hospitales a través de cuatro Estados del medio oeste de Estados Unidos. La información obtenida refleja una diferencia de cobro entre una sala de urgencias y una sala de emergencias, por enfermedades comunes en los pacientes. Por ejemplo, la Sala de Urgencias o un Centro de Cuidado Urgente cobraría un promedio de $97 por problemas de alergia, mientras que una Sala de Emergencias o (ER) estándar cobran $345; bronquitis (aguda), los precios promedio de una Sala de Urgencias serian de unos $127, mientras que los cargos (ER) promedio serian de unos $595; dolor de oído, lo cual es común de la infancia, cobraría un promedio de $110 en una Sala de Urgencias y $400 en una Sala de Emergencias; dolor de garganta, la facture promedio en una Sala de Urgencias seria de unos $94, mientras que en una Sala de Emergencias seria de unos $525; la conjuntivitis le costaría tratarla unos $102 en una Sala de Urgencias y $370 en un Sala de Emergencias; la sinusitis, la cual puede ser considerada un problema persiste, estaría pagando unos $112 en una Sala de Urgencias mientras en una Sala de Emergencias pagaría un promedio de $617; una faringitis estreptocócica, que generalmente aparece repentinamente con dolor de garganta severo y puede ser altamente contagiosa y requiere tratamiento inmediato, en una Sala de Urgencias le cobrarían unos $111 mientras que en una Sala de Emergencia le costaría un promedio de $531; infecciones respiratorias, las cuales son bien importante para estas personas con asma o enfisema lidiar con estas infecciones antes de que se conviertan en neumonía, una Sala de Urgencias le cobrarían unos $111, mientras que en una Sala de Emergencias el promedio a pagar serian unos $486; y las infecciones urinarias el tratamiento en una Sala de Urgencias serian de unos $110, a diferencia de $665 que le costaría en una Sala de Emergencias (Wise Bread. 2010; Figura 7-Apéndice 5). Es por esta razón que las Salas de Urgencias o los Centros de Cuidado Urgentes serian más rentables o costo eficiente para el Ciudadano y ahorrará dinero a la Ciudad y el gobierno para más tarde poder hacer uso de ese dinero para establecer o expandir otros programas de salud cerrando aun más las brechas o (GAPs) mientras se sigue perfeccionando el sistema de salud de un Pueblo.

Para poder re-establecer e implementar una Sala de Urgencias o Centro de Cuidado Urgente es bien importante el tener conocimiento de la economía y finanzas con la cual la Ciudad de Ceiba cuenta en estos momento, incluyendo los ingresos anuales y nivel de pobreza de un pueblo. Según las encuestas anuales estimadas de la población residente de Ceiba (01 de abril de 2010 al 01 de julio de 2013; Oficina del censo, División de población de los Estados Unidos), se estima que un 41% de los individuos están por debajo del nivel de pobreza (U.S. Census Bureau, Population Division; Figura 3-Apéndice 5), lo cual muy bien pudiera reflejar una población en necesidad de varios programas socio-económicos y de salud. Estos niveles de pobreza se pueden colaborar a través de las estadísticas socio-económicas desarrolladas por el Departamento de Educación de los Estados Unidos (2014) donde claramente indica que el ingreso familiar promedio en la comunidad Aguas Claras es de unos $13,495 y el ingreso familiar promedio en la zona urbana de Ceiba es de unos $18,655 al año (Figura #1-Apéndice #4) lo cual resultaron en un 84.6% de familias con un ingreso igual o inferior al de 130% del nivel de pobreza o un salario menor de unos $30,615 al año. Es por esta razón que el gobierno estadounidense señala generalmente fondos federales, sea en forma de subvenciones, préstamos o contratos para atender necesidades insatisfechas en las comunidades. Clínicas o centros de salud, que reciben fondos federales para la comenzar operaciones necesitan satisfacer las necesidades de la salud de cuidado de millones de personas médicamente subatendidas. La ley de servicios de salud pública autoriza a varios programas de financiamiento para clínicas que cumplen con la definición de los centros de salud federalmente calificados. Por lo tanto, basado en las necesidades existentes, se esta recomendando la re-apertura de la Sala de Urgencias en la Ciudad de Ceiba utilizando los recursos inicialmente obtenidos a través de becas (Grants) y otros programas, al igual que a través de nuevos fondos federales, los cuales pueden ser en forma de subvenciones, préstamos o contratos para atender necesidades de los Ciudadanos. La nueva Sala de Urgencias pudiera asegurar nuevos fondos federales bajo la sección 330 de la ley de servicios de salud pública. Esta sección ofrece financiamiento a poblaciones designadas médicamente subatendida donde los recursos de salud y una alta población de ancianos y pobres son existentes, incluyendo zonas rurales como lo es Ceiba, la cual pudiera cualificar para estas clases de ayuda siempre y cuando siga los pasos necesarios al registrarse en Grants.gov para solicitar fondos federales, el cual es el portal del gobierno de Estados Unidos para solicitar fondos federales.

La Segunda brecha (GAP) encontrada fue la necesidad para la expansión de la Oficina Municipal para el Manejo de Emergencias (OMME), la cual siempre se esmera por ofrecer el mejor servicio posible; sin embargo, al no tener la cantidad de vehículos, equipos y personal adecuado para servir a una población estimada en unos 12,946 habitantes, con una densidad poblacional de unos 180 habitantes por milla cuadrada ó (33.13 hab./km²) y una extensión territorial que comprende de unas 27.2 millas cuadradas (U.S. Census Bureau, 2008-2012 American Community Survey; US Departamento de comercio de Estados Unidos censo 2010; Apéndice #1), entonces pudiéramos asumir que la desproporción entre el numero de habitantes y los recursos propiedad de esta agencia presentaría un problema para seguir brindando un servicio eficiente y efectivo a la población más vulnerable la cual se compone de niños entre nacimiento y 19 años y ancianos de 60 años en adelante, y suman unos 6,473 habitantes o un 50% de la población actual (Figura # 6-Apéndice #5) y por ende, podríamos asumir que los servicios ofrecido por este departamento no son equitativos a la realidad poblacional partiendo de este censo. Por estas razones, debemos de destacar, la importancia de la OMME en la vida de cientos de Ciudadanos de Ceiba, en ausencia de otros programas de salud como lo es, la Sala de Urgencias.

Diariamente, la Oficina Municipal para el Manejo de Emergencias tiene como propósito el de coordinar con otras agencias Estatales y adscritas a el "Home Land Security" para salvaguardar vidas y propiedades, así como atiende a diario toda situación de emergencia que ocurre en la Ciudad de Ceiba. Por ende, esta agencia tiene en sus manos la entrega de servicios de emergencia, rescate y otros de los cuales dependen las vidas de casi 13,000 habitantes en la Ciudad de Ceiba, los cuales al igual dependen de una respuesta efectiva y rápida de este departamento. Para lograr eso seria necesario la inversión de dólares para reforzar este departamento/agencia y llevar los servicios ofrecidos a un nivel equitativo a la realidad poblacional. Ciertas mejoras como el adquisición y actualización de equipos existentes y otros necesitados seria imprescindible para modernizar y preparar mejor a estos empleados los cuales ofrecen estos servicios a diario. Por ejemplo, la remodelación de ambulancias existentes y/o la adquisición de nuevas ambulancias tipo III (las cuales funcionan como salas de emergencia rodantes). Además la adquisición de vehículos SUV (Sport Utility Vehicle), camión cisterna y equipo de extracción para ofrecer un mejor servicio y como Ceiba es una Ciudad costera y su geografía se extiende más de 50 millas cuadradas en el agua, después de su orilla, extendiendo el municipio al noroeste en los mares entre Culebra y Fajardo (US Departamento de comercio de Estados Unidos censo 2010; Apéndice #1), seria entonces beneficioso e imprescindible el adquirir o actualizar los equipos designados para rescate acuático y/o búsqueda y rescate como lo son los jet boats para rescate, Balsas de rescate con motor, y otros equipos designado para rescate acuático y/o búsqueda y rescate no mencionados los cuales ayudarían a expandir los servicios y operaciones de este departamento/agencia para el beneficio de los residentes de Ceiba. Finalmente, estas recomendaciones incluyen la expansión del personal laborar mediante la contratación de más personal con certificación de técnico médico de emergencia apropiada o licencia y el continuo ofrecimiento de adiestramientos para así continuar enriqueciendo los conocimientos de los empleados y fortalecer la respuesta ágil y efectiva en situaciones de emergencias.

La Tercera brecha (GAP) encontrada fue la necesidad para el mantenimiento de la infra-estructura y las áreas verdes de la Ciudad de Ceiba. Durante el estudio se analizo las condiciones de los parques de recreo y/o deportivos y otros espacios públicos al igual que privados y se pudo observar que las áreas comunales no estaban provistas del mantenimiento requerido por la ciudad (Apéndice #2). Además, las zonas verdes aparentan no estar siendo mantenidas apropiadamente en una forma periódica por el departamento correspondiente y la basura no está siendo recogida regularmente dejando de esta manera un numerosos recipientes de plástico, bolsas del mismo material al igual que otros material huecos que podría convertirse en recipientes de agua de Charco después de llover, y que podría aumentar las posibilidades de enfermedades transmitidas por mosquitos.

Además se observaron otros espacios públicos cercanos a la antigua Sala de Urgencias o Centro de

Cuidado Urgente (UCC), la cual esta cerrada desde principios del 2013(Apéndice #2), y como las áreas verdes cercanas a el edificio están crecidas y no están recibiendo el mantenimiento apropiado ni el aseo adecuado por parte de la Ciudad y/o el departamento correspondiente. Además, en esa misma localidad al igual que otras se observaron varios salones de clases abandonados y otros espacios vacíos, privados y comerciales que no están siendo utilizados ni mantenidos, al igual que otros edificios públicos como el complejo deportivo de la Ciudad, el cual aparentemente no cuenta con un desagüe de lluvia adecuado y donde algunas de las áreas verdes aparentemente no son mantenidas limpias y aseadas en una forma periódica (Apéndice #2) y se están convirtiendo lentamente en una amenaza y un problema de salud para los ciudadanos de Ceiba, pues están sirviendo como criaderos de mosquitos llamados "Aedes" los cuales son los portadores de enfermedades como el Dengue y el virus del Chikungunya (Lahariya C, Pradhan SK. 2006) y otras enfermedades crónicas de las vías respiratorias, como lo es el Asma o las Alergias. El

Asma proviene mayormente de reacciones alérgicas que afectan la nariz, pulmones, garganta, senos, orejas, la piel entre otros, son más bien causadas por Alérgenos, los cuales a su vez pudieran desencadenar los síntomas del Asma y en casos más graves, puede ocurrir una reacción potencialmente mortal llamada anafilaxia (Academia Estadounidense de Asma, Alergias e Inmunología (en inglés, AAAI). El cuidarse de los diferentes alérgenos como lo son el polen, el polvo, los alimentos, las picaduras de insectos, caspa de animales y otros (Academia Estadounidense de Asma, Alergias e Inmunología (en inglés, AAAI) es tanto la responsabilidad de cada Ciudadanos como lo es del gobierno o administración municipal; pues el manejo y mantenimiento de las áreas verdes, el recogido de basura y saneamiento en general en diferentes sectores, avenidas, plazas y corredores viales de la Ciudad requiere del compromiso tanto de los residentes de Ceiba como de las entidades gubernamentales vinculadas con ellas. El reto u objetivo es lograr que las áreas verdes cumplan las funciones que les asigna sin causar algún percance de salud a la comunidad.

El aseo urbano es bien importante para la salud de una Ciudad; pues es su propósito el de recuperar los espacios de la ciudad para hacerlos más vivibles y de disfrute para todos. Para lograr esto un plan de trabajo debe de ponerse en marcha con metas a corto y largo plazo según las prioridades e incluyendo objetivos, estrategias a seguir, marco de tiempo para lograr los objetivos, recursos y ciertas medidas para evaluar los trabajos realizados. Las recomendaciones incluirían algunas objetivos como el mantenimiento regular de las zonas verdes y el recogido de basura alrededor de estas; saneamiento en diferentes sectores, avenidas, plazas y corredores viales de la Ciudad, incluyendo las infra-estructura en estado de abandono o vacante; limpieza de alcantarillas, rejillas y sumideros, los cuales son un agujero o dolina circular que actúa como desagüe natural para el agua de lluvia o para corrientes superficiales, en distintos sectores de Ceiba para evitar el estancamiento de aguas; y el saneamiento de otros sectores de la Ciudad donde la reproducción de los mosquitos-vectores "Aedes" sea más rápida o común. El propósito de estas estrategias es el de minimizar los efectos de las lluvias, así como también prevenir el brote de enfermedades como el Dengue y el Chikungunya. También debemos de tomar en cuenta que algunos de los actuales sistemas de drenajes no están trabajando en forma eficiente como podemos en algunas fotos en el Apéndice #2 y que se necesitaría una inversión de dinero para arreglar estos necesitados sistemas. Además seria beneficioso el organizar esfuerzos en conjunto con la comunidad, grupos, lideres comunitarios, organizaciones y otros con el propósito de poder crear cuadrillas de mantenimiento de áreas verdes y drenajes donde estos grupos cívicos tanto como los funcionarios municipales recorran periódicamente varios sectores de la Ciudad, con el objetivo de eliminar la mayor cantidad posible de criaderos de mosquitos transmisores del virus del Dengue, Chikungunya y generar conciencia a los residentes de esos sectores para prevenir la propagación de esta enfermedad.

De igual manera, se recomienda que se coordine con estos voluntarios, funcionarios municipales o que se subcontraten compañías especializadas en el mantenimiento de áreas verdes para ciertos operativos especiales de podar de árboles y limpiar otras áreas necesarias como lo son los cementerio del municipio, a la misma vez que una jornada de fumigación trabaja estas áreas como medida preventiva y finalmente, se recomienda el sellado de todas ranuras en pavimentos, y pavimentación o reparación de empedrado, para evitar el estancamiento de aguas.

La Cuarta brecha (GAP) encontrada fue la falta de accesibilidad para personas con discapacidades en varios edificios, negocios, entidades gubernamentales, aceras, y otros. Estas personas tienen los mismos derechos de vivir una vida autónoma, independiente, accediendo a los mismos lugares, ámbitos, bienes y servicios que están a la disposición de cualquier otra persona mediante acomodaciones razonables; sin embargo la percepción de la necesidad y la inversión en materia de accesibilidad, es parte de la problemática social de exclusión a la que se enfrentan estas personas y sus familias a diario (Apéndice #2). Durante el estudio se encontró que no todos los edificios públicos, privados, y comerciales eran accesibles a personas con discapacidades, pues la mayoría de los edificios más nuevos tienen más de 40 años de haber sido construidos y según los códigos de construcción de esa época no todos fueron hechos accesibles como para dar cabida a personas con discapacidad o fueron construidos para ser Sillón de ruedas accesible. Además de los edificios, las aceras que conducen a estos edificios tampoco se pueden considerar accesibles como otras ciudades o municipios en Puerto Rico. Por lo tanto, en la actualidad hay problemas con acomodar las personas con discapacidades para que sean más independientes, pues algunas tienen que usar las carreteras principales para montar sus sillas de ruedas eléctricas o scooters pues no todas las aceras son totalmente accesibles (Apéndice #2) y esto pudiera aumentar las posibilidades para un accidente con otro vehículo de motor; aunque hay evidencias que muestran los esfuerzos hechos en administraciones pasadas, añadiéndoles rampas en los terminales de las mismas (Apéndice #2). Sin embargo, estas acomodaciones están faltos de mantenimiento y limpieza, pues algunas calles de la Ciudad están deterioradas con agujeros en los cuales se convierten en charcos de agua después de llover, y el cual representaría un problema de salubridad para los ciudadanos de Ceiba (Apéndice #2). Es importante el conseguir que la administración municipal realice los cambios necesarios que permita a los discapacitados participar e integrarse con más facilidad en la vida empresarial y social de la Ciudad a través de acomodaciones razonables como el facilitar acceso con sillas de ruedas al transporte público, a edificios, aceras y otros, integrando así esta población especial con el resto de la población capacitada. Por ende, es recomendable que se comience a trabajar en el sellado de ranuras en pavimentos y aceras; solicitar rampas que estén mejor acondicionadas para discapacitados en las calles, parques, edificios gubernamentales; paseos peatonales, donde las personas con discapacidades puedan tomar tu tiempo al cruzar la calle de un lado a otro. Otras recomendaciones para ayudar a facilitar los cambios necesarios que permita a los discapacitados integrarse con más facilidad con el resto de la población capacitada serán debidamente trabajadas a través de unos estudios de accesibilidad y acomodaciones razonables y con los debidos permisos, según sea el caso particular de las mismas.

Otras brechas (GAPs) fueron encontrada mientras el estudio se realizaba en la Ciudad de Ceiba; sin embargo solo se hicieron mención de algunas de estas, las cuales se consideran ser las más importantes en estos momentos para rehabilitar el sistema de salud en Ceiba. Entre esas brechas encontramos programas como "Escudo" el cual es un programa de índole social, pero aun así sigue teniendo un impacto tanto en la salud física como mental de sus participantes, pues se enfoca en problemas como la violencia doméstica, el abuso de substancias no controladas y controladas, como así también en el abuso del alcohol como factor principal que desencadena la violencia doméstica. Durante el estudio se consideraron varios factores para hacer algunas recomendaciones, aunque un estudio más detallado de este y otros programas deben llevarse a cabo en beneficio de los participantes. Factores como el aumento en los incidentes de violencia doméstica en Puerto Rico desde el 2002 para alcanzar un total de 17,239 incidentes reportados por la policía de Puerto Rico en el 2007 (National Coalition Against Domestic Violence Puerto Rico, 2008) , de los cuales 85% fueron mujeres. Además 31 de esas mujeres fueron asesinadas como resultado de esos incidente de violencia doméstica (Oficina de la Procuradora de Mujeres. Situación de las Mujeres en Puerto Rico, 2004), lo cual indica que 36% de esos feminicidios en Puerto Rico fueron motivados por la violencia doméstica (Oficina de la Procuradora de Mujeres: Incidentes de Violencia Doméstica en Puerto Rico 1990-2004). Por ende podemos asumir que todos los días al menos unas 52 mujeres son víctimas de violencia doméstica en Puerto Rico (Oficina de la Procuradora de Mujeres. Estadísticas,2008). Son estas las estadísticas que nos llevan a presumir la necesidad de más recursos para estas víctimas de violencia domestica, tales como refugios adecuados para la protección de cada solicitante ya que la seguridad debe de ser la primera prioridad; trabajadoras de manejo de caso para poder accesar las herramientas necesarias para suplir a estas víctimas, tales como servicios legales gratis, servicio psicólogos y salud mental, grupos de apoyo para víctimas recurrentes, centro de cuidado infantiles donde los niños de estas víctimas puedan asistir mientras el caso y la ayuda se le este brindando, coordinación para servicios de asistencia económica y cupones para alimentos y sobre todo un Centro de Cuidados Urgentes o Sala de Urgencias donde los doctores puedan ofrecer servicios de Salud y primeros auxilios a las víctimas maltratadas a la misma vez que son evaluadas y referidas a programas como Escudo. De la misma, el desarrollar e implementar un mecanismo para poder identificar a los perpetradores de dicho abuso y poder trabajar con los mismos ofreciéndoles programas como el manejo de coraje, donde ellos pueden aprender a controlarse y tomar mejor decisiones antes de continuar en el mismo circulo vicioso, seria algo significativo para estas clases de programas, pues se le estaría brindando las herramientas y ayuda psicológica necesaria, para mejorar las relaciones con sus parejas y niños creando así una unidad familiar más fuerte y una familia más saludable. Además, los problemas de alcohol, substancias no controladas y controladas también pasan a ser problemas con los cuales debieran de trabajarse para disminuir los incidentes de Violencia doméstica en la Cuidad de Ceiba ya que esta clase de conducta muchas veces trae como consecuencia dicha violencia. Otras recomendaciones serán debidamente evaluadas en un futuro según se este cerrando estas brechas (GAPs) iniciales.

"La falta de accesibilidad para personas con discapacidades en varios edificios, negocios, entidades gubernamentales, aceras y otros, le resta a sus derechos de poder vivir una vida autónoma, independiente, accediendo a los mismos lugares, ámbitos, bienes y servicios que están a la disposición de cualquier otra persona mediante acomodaciones razonables; sin embargo la percepción de la necesidad y la inversión en materia de accesibilidad, es parte de la problemática social de exclusión a la que se enfrentan estas personas y sus familias a diario."

APÉNDICES

Apéndice 1

Datos Relevantes [1]

Municipio: Ceiba

Bandera de Ceiba:

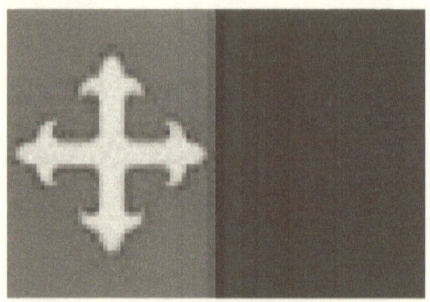

Conocidos como: "Los Come Sopas", "Los Sin Sopa", "La Ciudad del Marlin".

Ubicación del Municipio de Ceiba

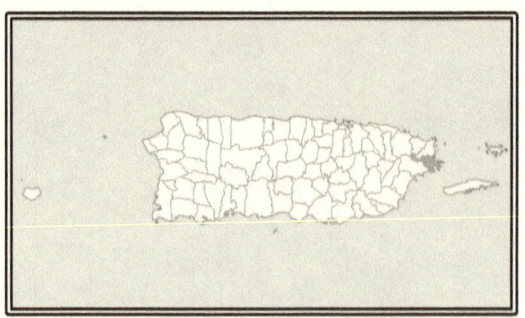

Coordenadas: 18°14′17″N 65°37′40″W

18.23806°N 65.62778°W

18.23806; -65.62778

96

Datos Gubernamentales

Nación: Estados Unidos

Territorio: Puerto Rico

Fundado: Abril 7, 1838

Distrito Senatorial: #8 – Carolina

Representante de Distrito: #36

Área / Geografía / Hidrografía

Total Tierra/agua: 77.33 sq mi (200.28 km2)

Tierra: 27.2 sq mi (70.5 km2)

Agua: 50.11 sq mi (129.78 km2)

Población según Censo del 2010

Población Total: 13,631

Densidad Poblacional: 180/sq mi (68/km2)

Gentilicio: ceibeños

Zona horaria: AST (UTC-4)

Código postal: 00735

---

[1] Resources: Sistema de Información de Nombres
 Geográficos: Ceiba (Puerto Rico); Oficina del Censo de
 los Estados Unidos (2010).

Apéndice 2

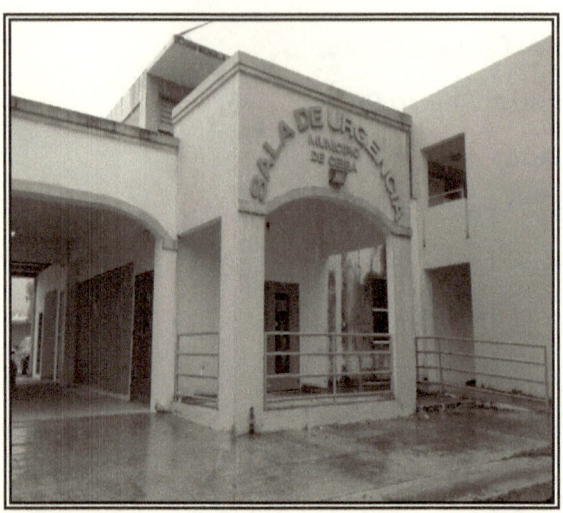

1) Sala de Urgencias Cerrada en la Ciudad de Ceiba.

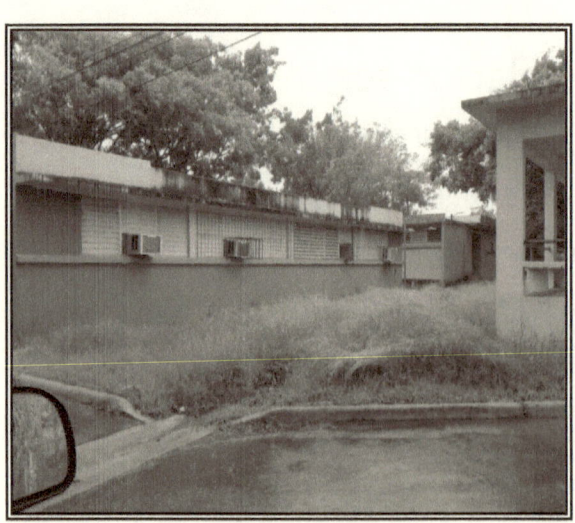

*2) Áreas verdes cerca de la Sala de Urgencias de Ceiba con
necesidad de Mantenimiento.*

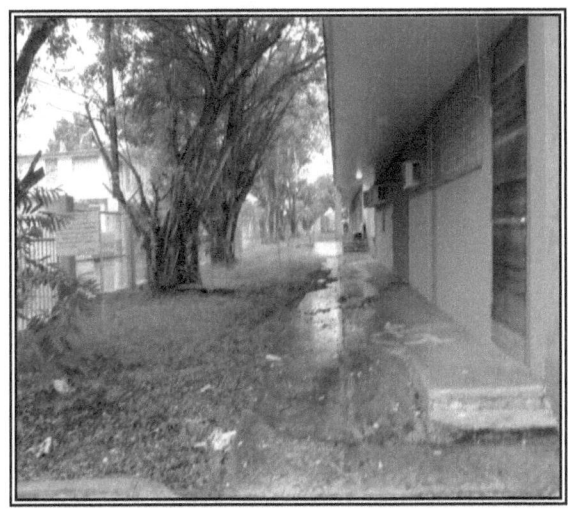

3) Áreas verdes y salones de clases cerrados, sin mantenimiento y con basura, cerca de la Sala de Urgencias.

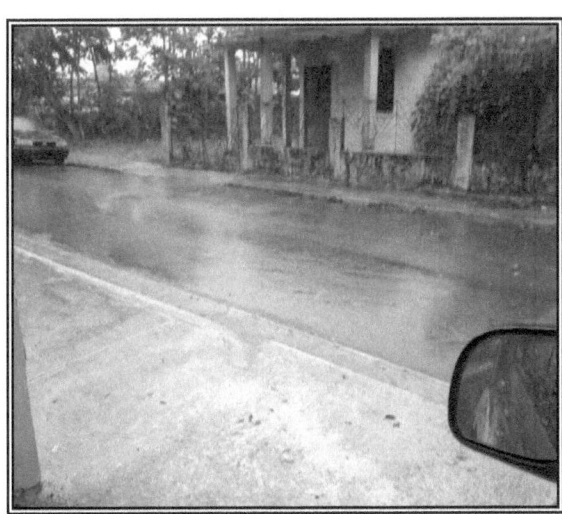

4) Casas abandonadas y con basura al salir de las facilidades de la Sala de Urgencias

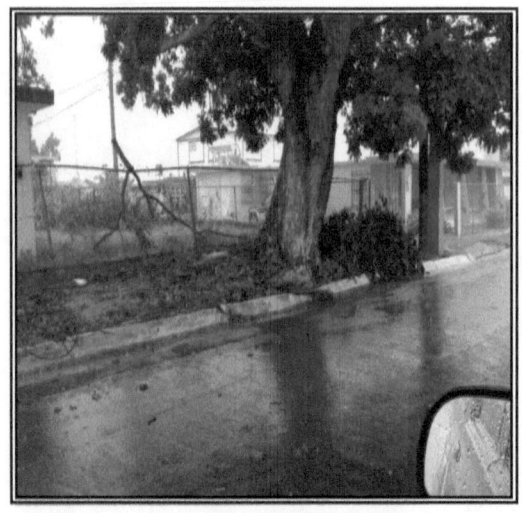

5) *Basura y áreas verdes no mantenidas cerca de casa abandonada.*

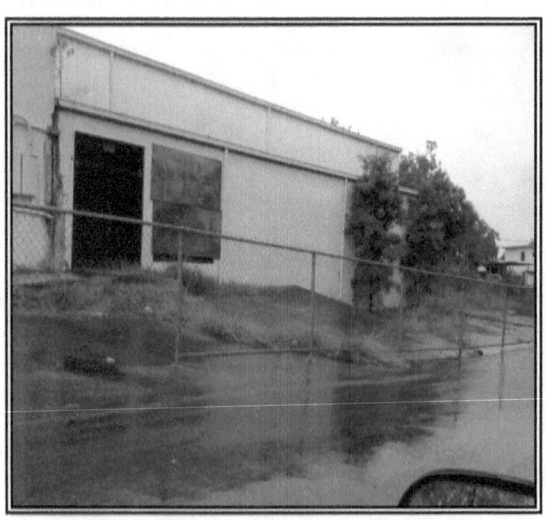

6) *Infraestructura con apariencia de casa abandonada y vacía en la víaa principal del pueblo de Ceiba.*

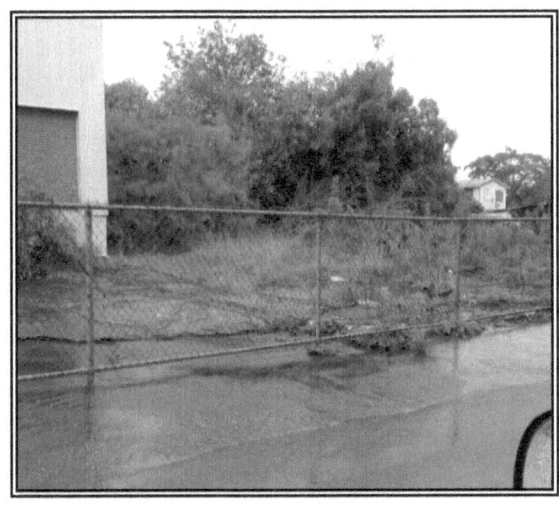

7) Lotes vacíos e infraestructuras abandonadas, llenas de basura, cerca de vías principales, con áreas verdes crecidas y sin mantenimiento.

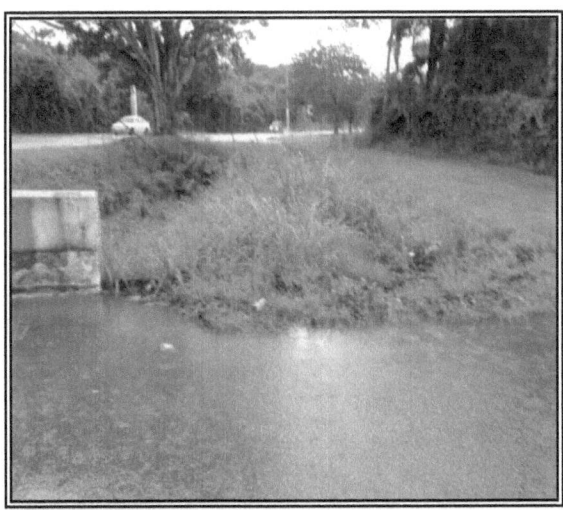

8) Puente pequeño en Ceiba con áreas verdes sin mantenimiento, llenas de basura, cerca de vías principales y sin drenage adecuado.

101

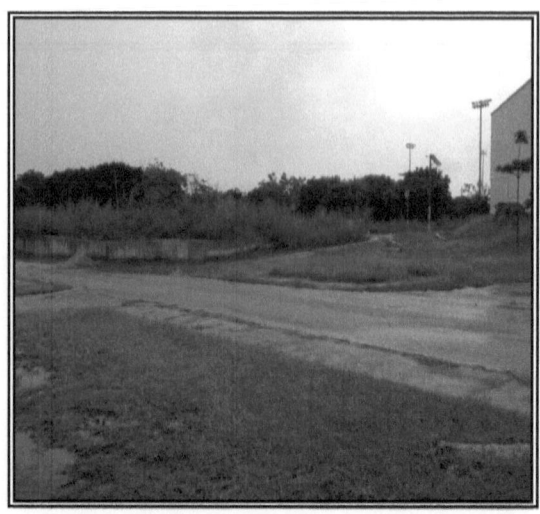

9) Áreas verdes sin mantenimiento apropiado cerca del complejo deportivo de Ceiba.

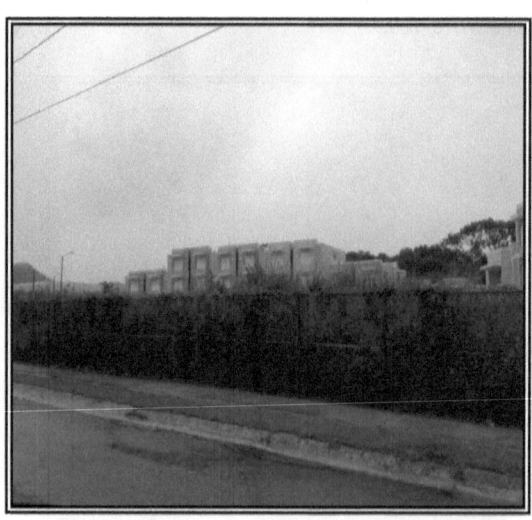

10) Áreas verdes cerca de viviendas de escasos recursos económicos, sin mantenimiento apropiado.

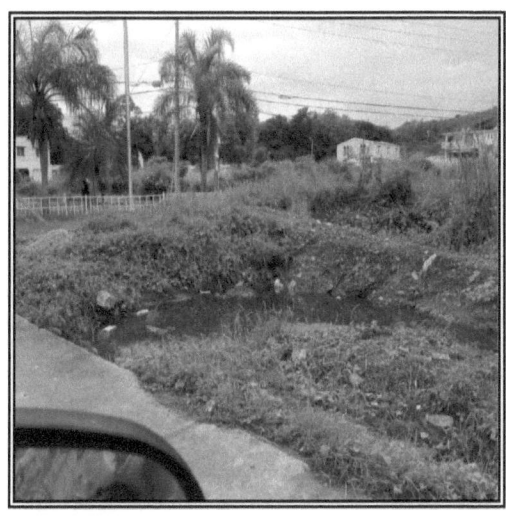

11) áreas verdes llenas de basura y drenage pobre, en vía principal de Ceiba.

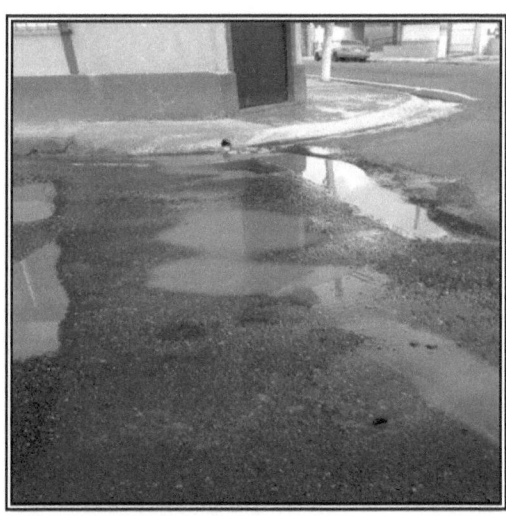

12) Charco de agua en las calles de Ceiba cerca de negocios y residencias.

103

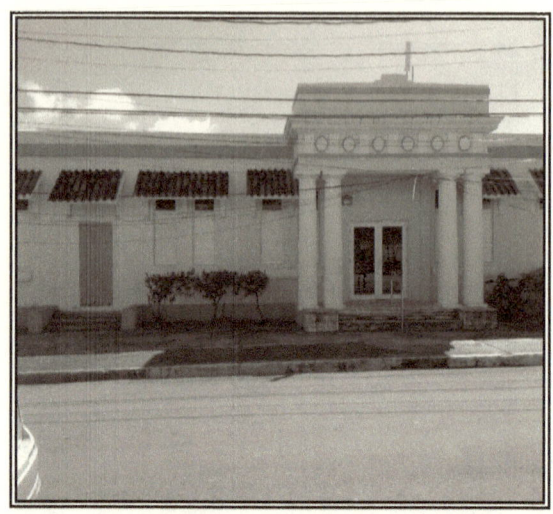

13) *Edificio histórico "Adolfo Veve Fereau", hoy Biblioteca Municipal de Ceiba.*

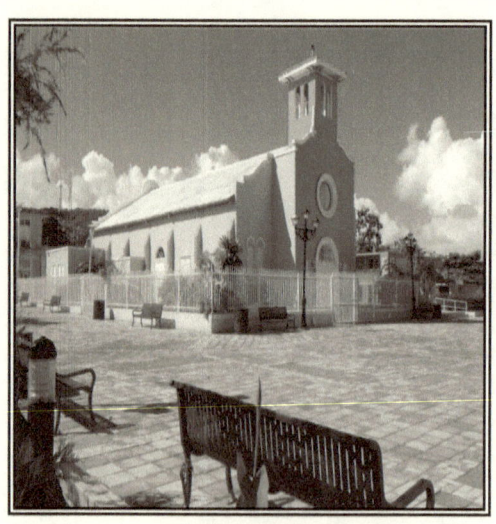

14) *Parroquia San Antonio De Padua, iglesia católica antigua en el Centro del pueblo de Ceiba*

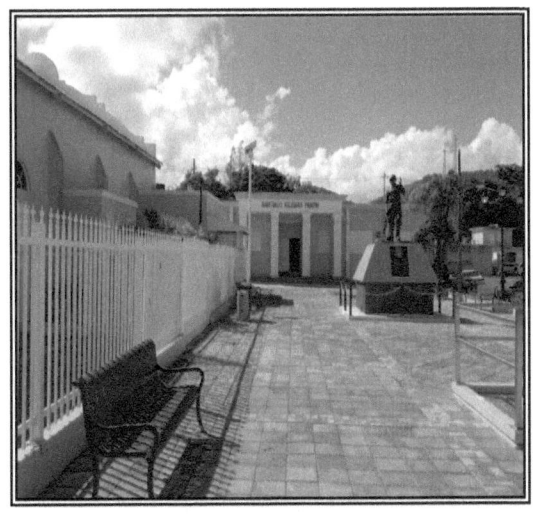

15) Antigua escuela superior "Santiago I. Pantín" -Edidicio histórico- hoy parte del annexo de la Casa Alcaldía de Ceiba.

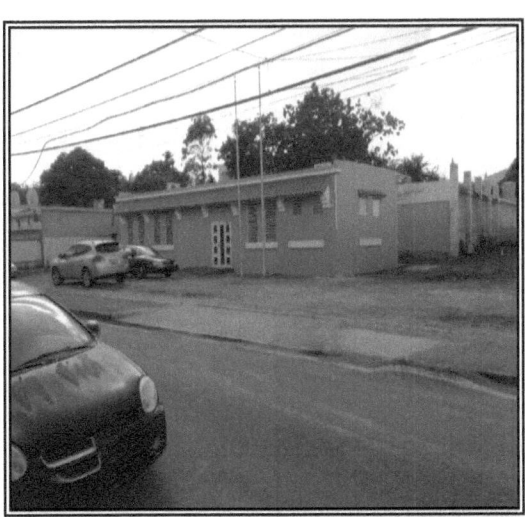

16) Vía principal hacia edificio de la escuela intermedia "Adolfo Veve Fereau", futura plaza del Mercado.

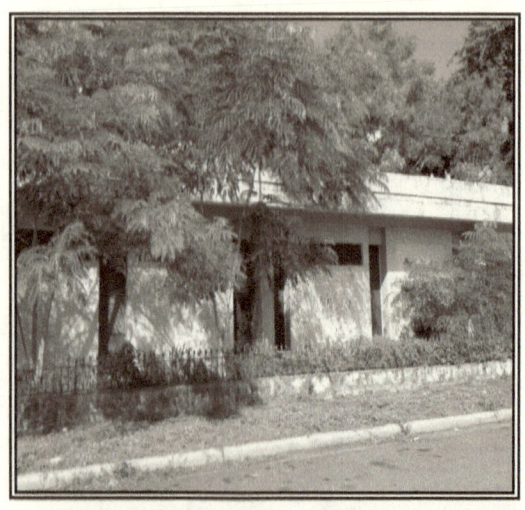

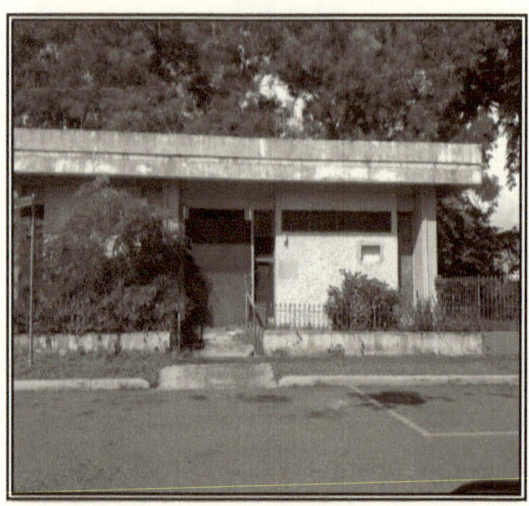

17) y 18) Infraestructura del gobierno municipal construida en los años '70 y usada como la libreria publica del pueblo de Ceiba. Infra-estructura esta actualmente (2014) Abandonada y vacia. áreas verdes no estan siendo mantenidas y llenas de basura. Esta infra-estructura se encuentra cerca de escuelas y residencias.

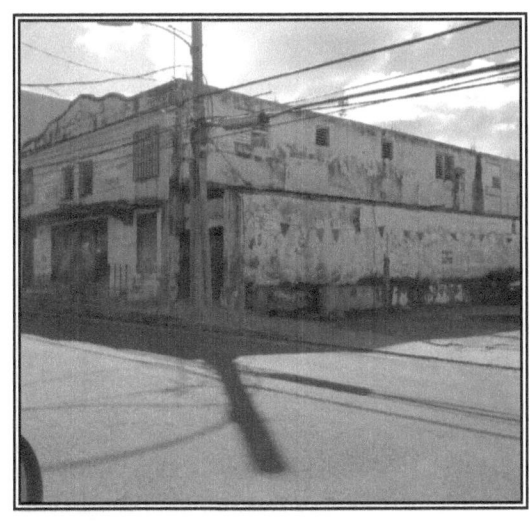

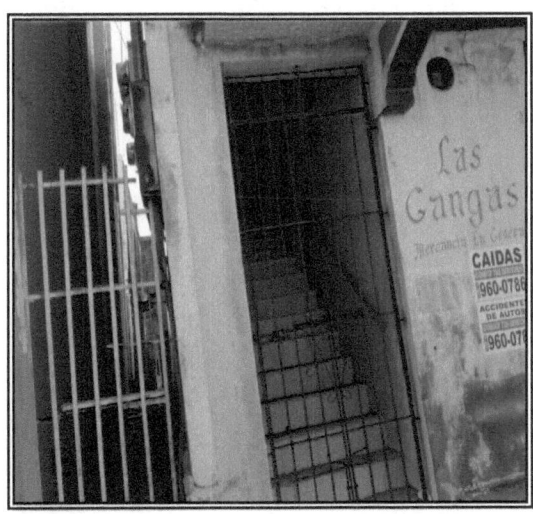

19) y 20) Edificio histórico con apariencia de abandonado que fue utilizado por muchos negocios en el pasado, incluyendo una sala de Cine en los 70's. Hoy vacío con apariencia de abandono y con basura alrededor.

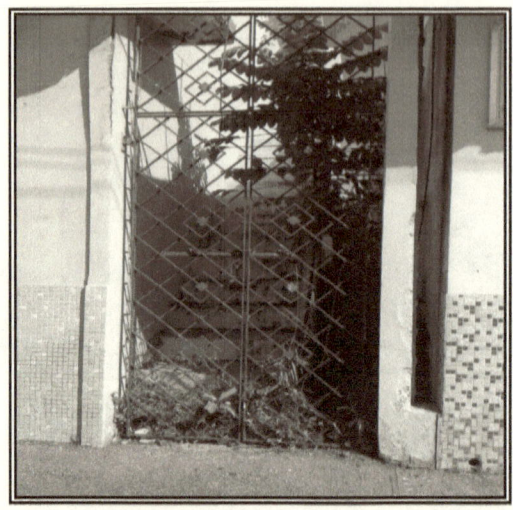

21) Algunas de las áreas verdes en vias principales de Ceiba que necesitan mantenimiento regular.

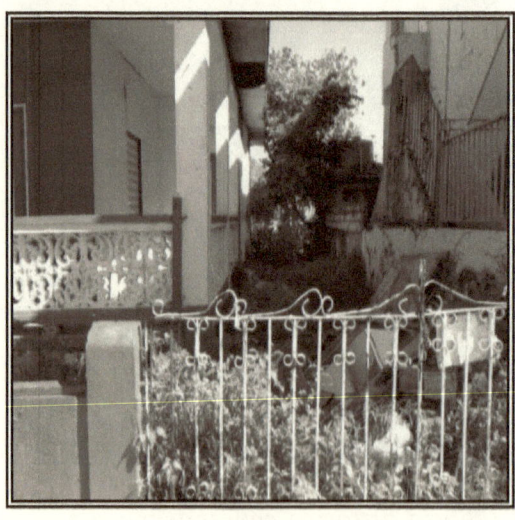

22) Infraestructura con apariencia de vacante y áreas verdes llenas de basura y faltas de mantenimiento, cerca de comercios y en avenida principal.

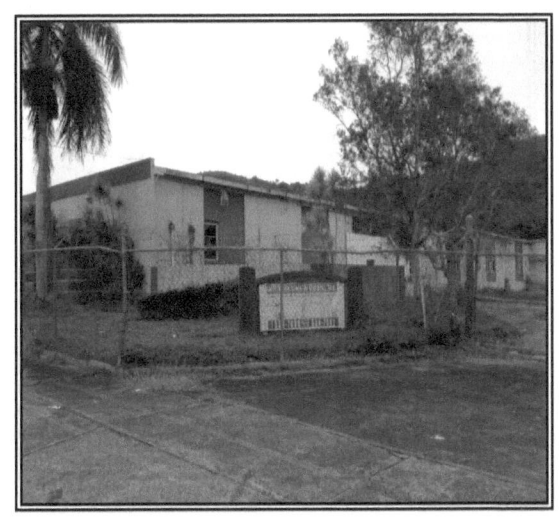

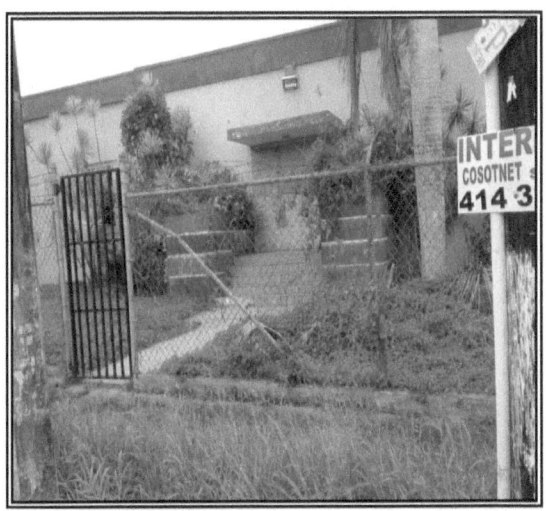

23) y 24) Viejas infraestructuras que alguna vez fueron "fábricas" cerca del barrio Chupacallos, con apariencia de abandonadas, vacías y con las áreas verdes crecidas y no mantenidas adecuadamente. Cerca de zona residencial.

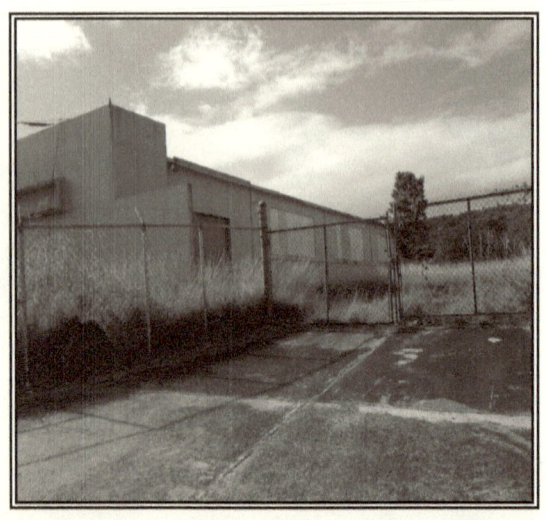

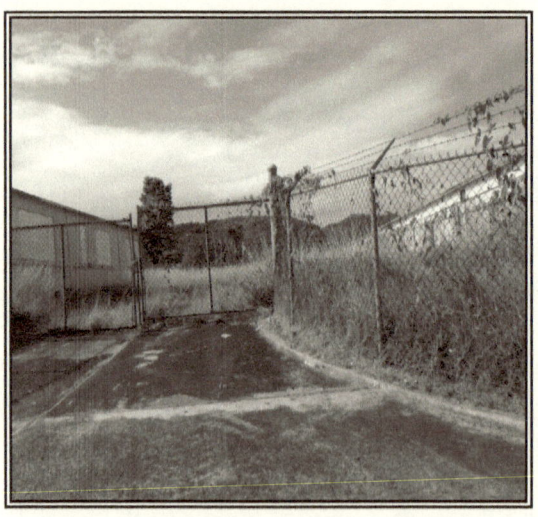

25 Y 26) Viejas infraestructuras de "fábricas" cerca del barrio Aguas Claras junto a residencias faltas de mantenimiento, con basura en las áreas verdes.

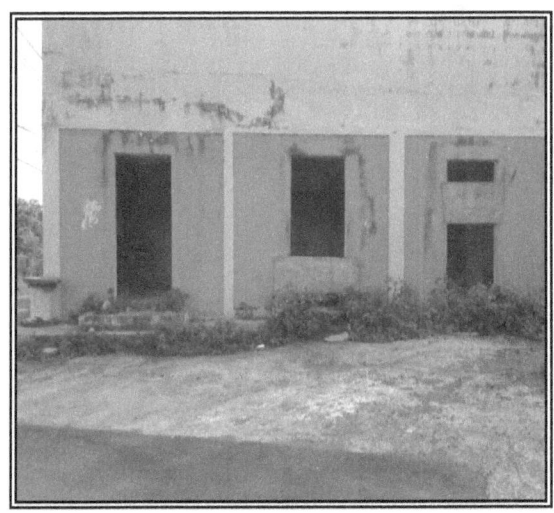

27) Infraestructura abandonada en Parcelas Aguas. No hay aceras.

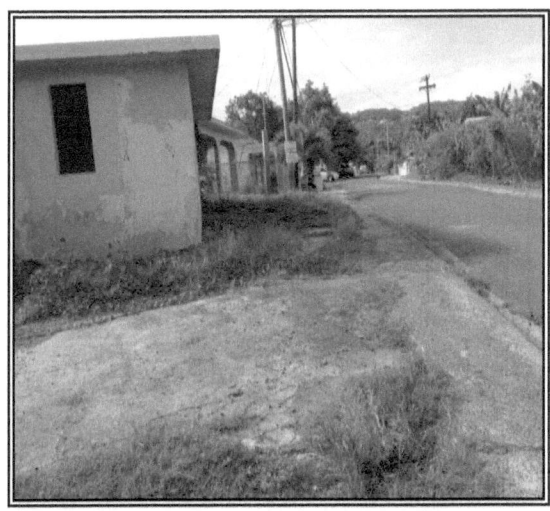

28) Infraestructura abandonada en Parcelas Aguas Claras. Áreas verdes necesitan mantenimiento y ser accesible para sillones de ruedas y discapacitados.

111

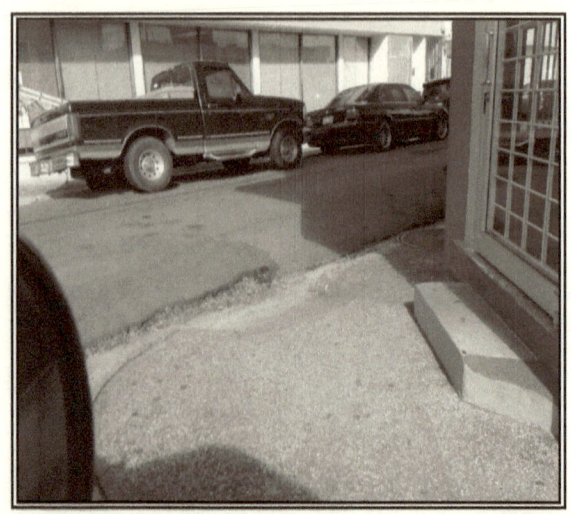

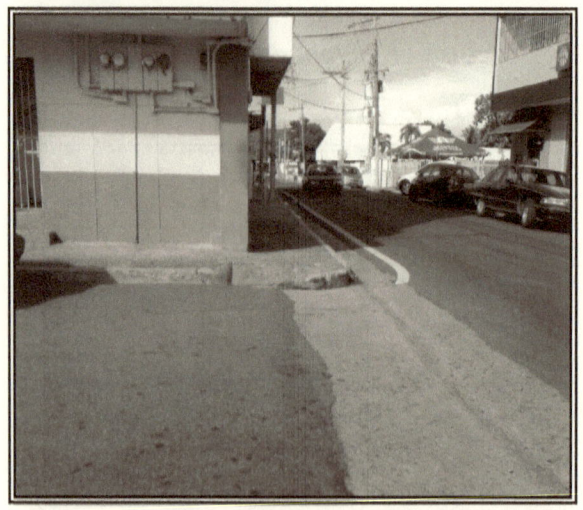

29) y 30) En Ceiba Pueblo las rampas accesibles para discapacitados necesitan mantenimiento y aparentan no estar en condiciones y funcionales para sillas de ruedas, evidenciado por las imperfecciones en la carreteras. Además, algunos edificios no son accesibles para discapacitados.

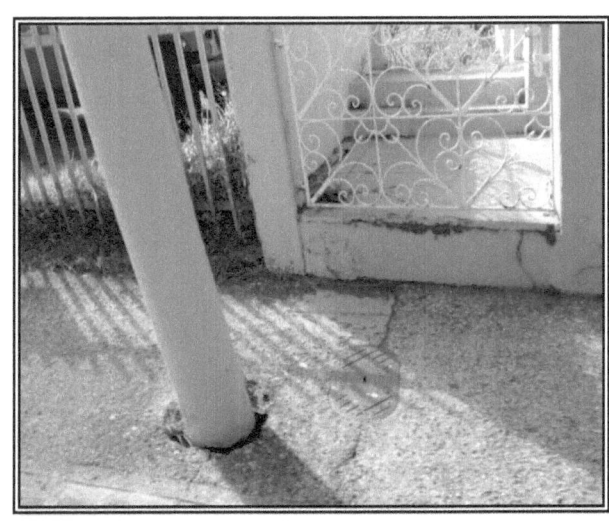

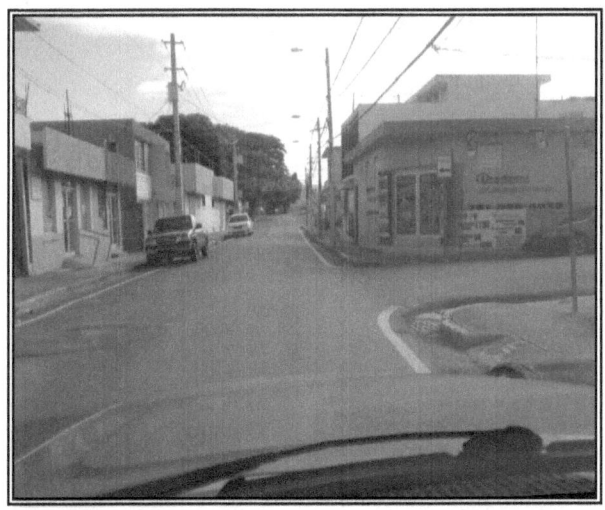

31 y 32) No todas las aceras en las vias principales de Ceiba son accesibles para discapacitados, sillones de ruedas o motorizados. Lo evidencia el poste del alumbrado en el medio de la acera, obstruyendo el paso a los peatones y a los discapacitados. Además, no todas las aceras tienen rampas para que personas en sillones de ruedas o motorizados transiten sin interrupciones.

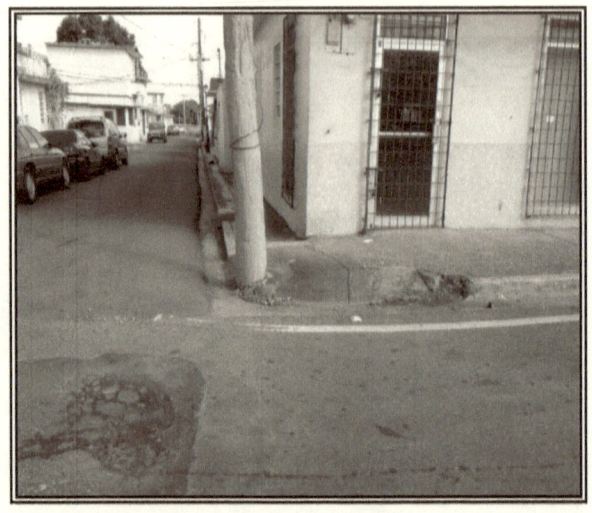

33) Foto mostrando otras aceras que no se pueden considerar completamente accesibles para sillones de ruedas y motorizados.

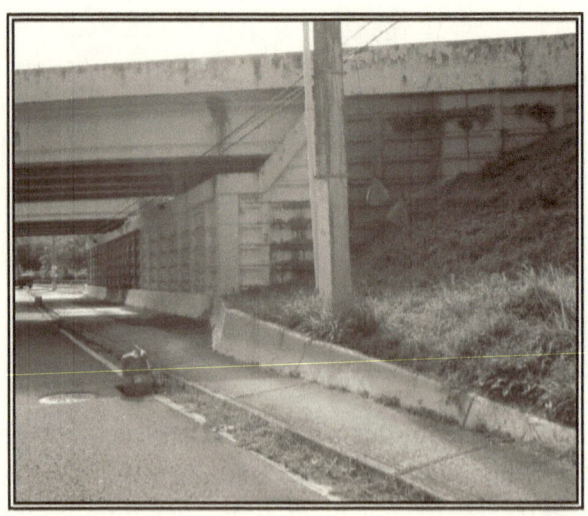

34) Alcantarillas obstruídas con objetos que no permiten el libre drenaje del agua cuando llueve.

114

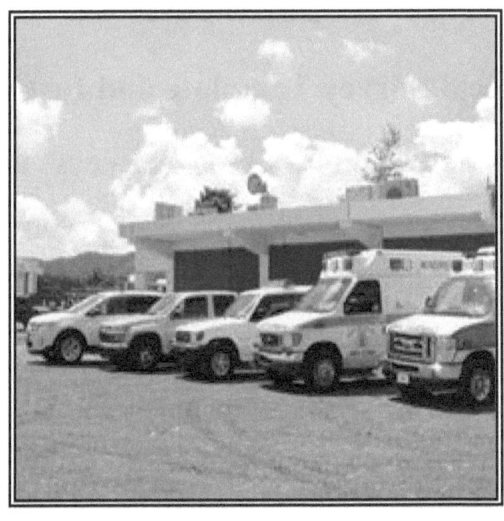

35) Vehículos Oficiales de la Oficina Municipal para el Manejo de Emergencias (OMME) de Ceiba.

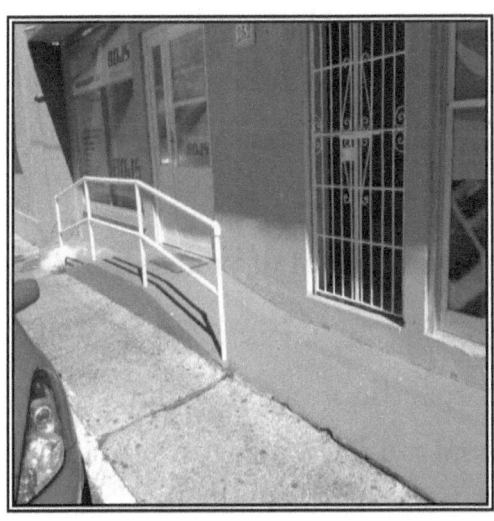

36) Rampa para personas discapacitadas y para personas en sillón de ruedas, en infraestructuras en la vía principal de Ceiba. La foto muestra lo difícil de la posición de la rampa.

Apéndice 3

Windshield Survey Template and Instructions

Windshield and walking surveys are useful ways to assess specific aspects of a community or neighborhood and help give you a "feel" for the community.

When should you do the survey?

Conduct the survey at the time that works best for your schedule, but keep in mind that to truly understand the people who live within the community (or neighborhood), you may wish to do the survey more than once, and at different times of the day or different days of the week.

Please be mindful of your personal safety.

If there is a known issue with hostility between specific groups, it may not be safe for some people to survey particular neighborhoods. Do not knowingly put yourself in harm's way.

Preparation

➤ Get familiar with the survey questions and know what you will be looking for.

➤ Use a checklist to be sure you have covered all the questions and observed all the areas you want to.

➤ Be as inconspicuous as possible. Not only do people act differently when they know they are being observed, they may also become suspicious or hostile.

➤ Be sure you carry identification.

➤ Take notes along the way. You can also take photos with a camera or cell phone to help you remember what you have seen.

➤ Always pay attention to your safety. Be aware of the neighborhood and the situation.

✓ **Housing:** What is the age and condition of housing in the community/neighborhood? Are the houses and apartments kept up, or are they run-down and in need have repair? Are the yards neat or overgrown?

- ✓ **Other buildings:** Are other buildings mostly or fully occupied? Are public and commercial buildings accessible by people with disabilities?

- ✓ **Parks and public spaces:** Are parks and other public spaces well-maintained? Are they used by a variety of people? Are there sports facilities such as baseball fields, basketball courts, soccer fields, etc.? .

- ✓ **Culture and entertainment:** Are there museums, libraries, theaters, restaurants, historic sites, etc.? Do they reflect the culture of the community? Are they readily accessible?

- ✓ **Streets:** Are there trees and/or plants along the streets? Are there sidewalks? Are the streets and sidewalks clean? Are there trash cans sit out in sight? Are there people on the streets? Do they interact with each other? Are the streets well-lit at night?

- ✓ **Business and industry:** What kinds of businesses are there? Are there vacant storefronts? In what languages are business signs? Do the businesses provide the necessities for the community (groceries, medications, etc.)? Is there any kind of industry present?

✓ **Traffic and transportation:** Is there evidence of public transportation? Is it well-used? Is it easy to navigate and use? How much does it cost? Who uses it? How heavy is the traffic? Is there a major road or highway close by? Is the traffic mostly commercial – delivery vans, trucks – or private cars? Are there many bicycles? Are there bike lanes and bike racks?

✓ **Public Services:** Are there identifiable public service providers such as mental health clinics, food banks, homeless shelters, etc.? Are there police or fire stations nearby? Are they easy to reach?

✓ **Religious Centers:** Are there churches or other religious institutions? Are they of one faith or do they represent a variety of faiths? Is there one dominant religion?

✓ **Health services:** How many hospitals and clinics are there? How big are they? Are they easy to get to?

✓ **Education:** Are there public or private K-12 schools nearby? Are they well-maintained? Are there any two- or four-year colleges/universities? Are they public or private?

✓ **Population:** Who lives in the community? Are there identifiable racial or ethnic groups? Do particular groups seem to live in particular areas? Is one age group or gender more obvious? Do the people who live in this community seem to interact with each other?

✓ What is your overall impression of the community?

Summary and Analysis

Apéndice 4

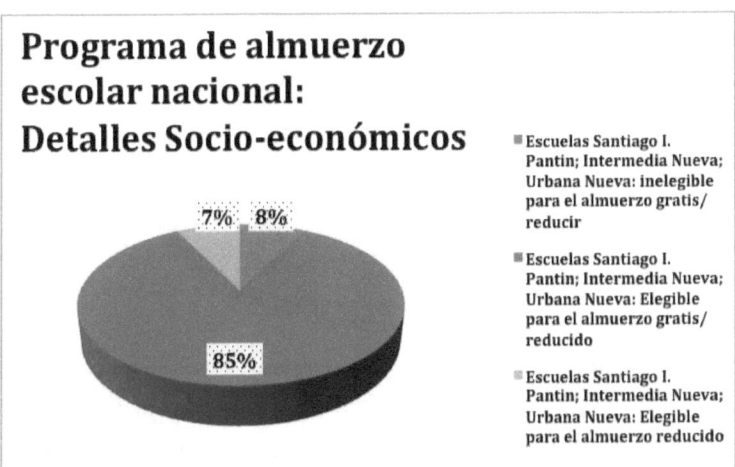

Source: U.S. Department of Education (2014); Figura 1-Apéndice 4

Apéndice 5

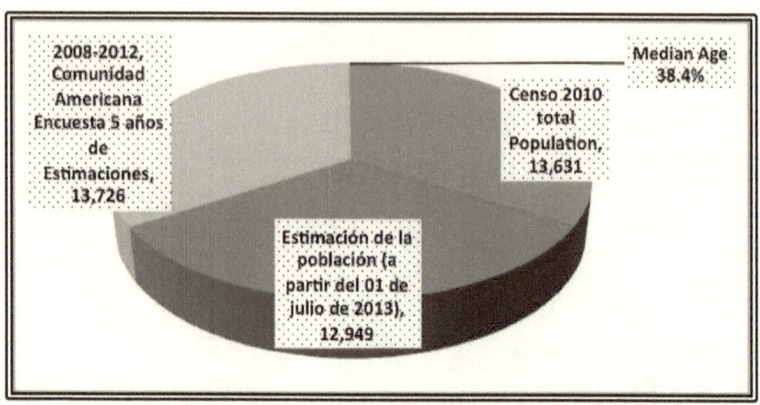

Source: Annual Estimates of the Resident Population: April 1, 2010 to July 1, 2013; U.S. Census Bureau, Population Division; Figura 1-Apéndice 5.

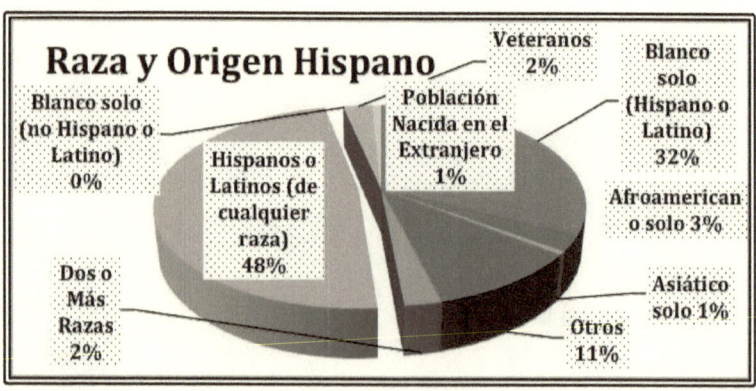

Source: U.S. Census Bureau, Population Division (Figura 2-Apéndice 5)

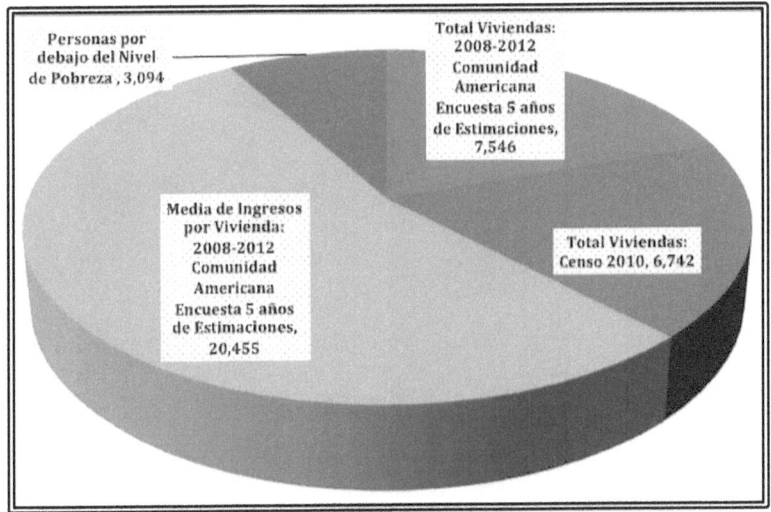

Source: Annual Estimates of the Resident Population: April 1, 2010 to July 1, 2013; U.S. Census Bureau, Population Division ; Figura 3-Apéndice 5.

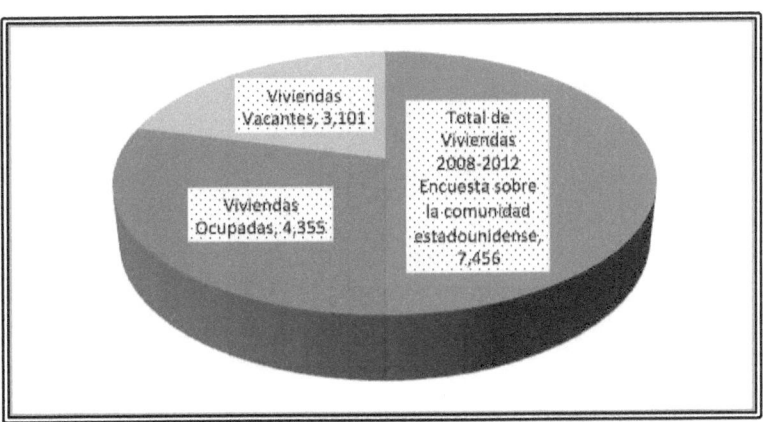

Source: Annual Estimates of the Resident Population: April 1, 2010 to July 1, 2013; U.S. Census Bureau, Population Division ;Figura 4-Apéndice 5

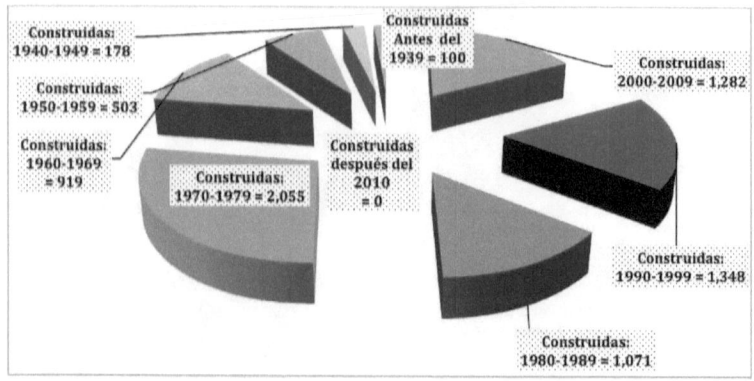

Source: Annual Estimates of the Resident Population: April 1, 2010 to July 1, 2013; U.S. Census Bureau, Population Division; Figura 5-Apéndice 5.

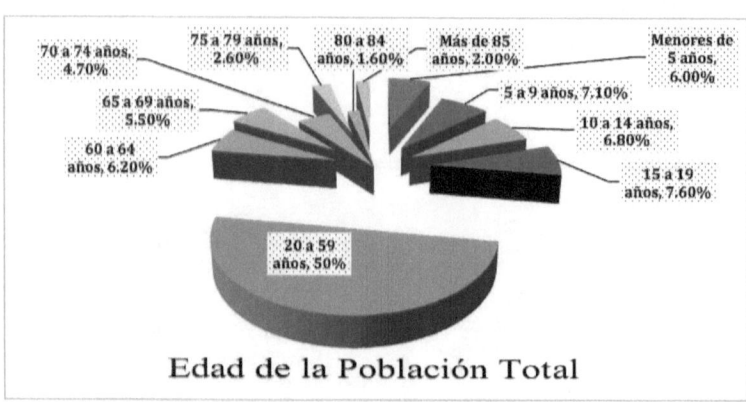

Source: U.S. Census Bureau, 2008-2012 American Community Survey; Figura 6-Apéndice 5.

124

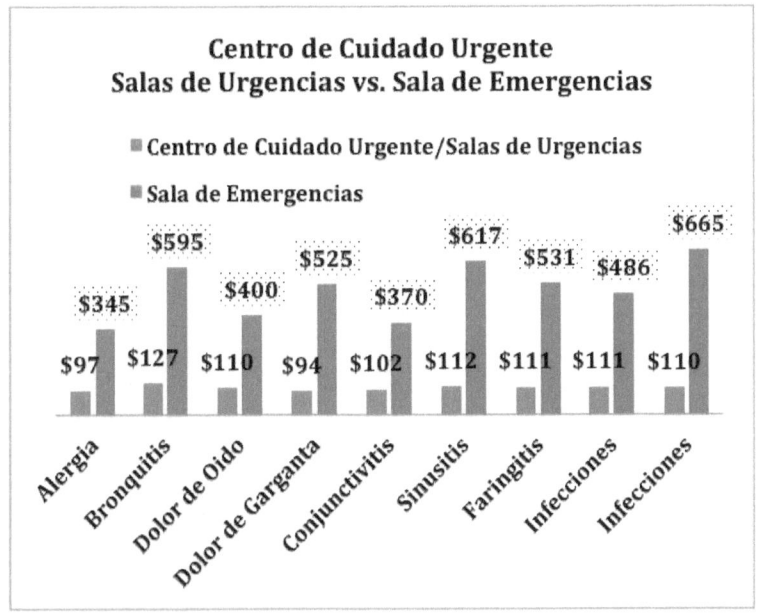

Source: Los costos de Salas de Urgencias o Centro de Cuidados Urgentes son Estimados sometidos por Medica Choice Network para nueve dolencias communes (2010). Los costos de Sala de Emergencias fueron calculados a través del promedio de reclamaciones presentadas por Media Choice Network (2010) en un sistema de más de 4,000 oficinas médicas, clínicas y hospitales a través de cuatro estados del medio oeste de Estados Unidos; Figura 7-Apéndice 5.

ANÁLISIS DE UN PUEBLO:
BRECHAS (GAP) EN SU SISTEMA DE SALUD

REFERENCIAS

American FactFinder. (2010). U.S. Department of Commerce, United
States Census Bureau. Retrieved from http://www.ctfinder2.
census.gov//faces/nav/jsf/pages/community_facts.xhtml

Asma. (n.d.) Diccionario Manual de la Lengua Española Vox. (2007).
Retrieved on November 29 2014 from http://es.thefreedictionary.
com/asma

Borkowski, Stephanie (2012). Solutions for ED Overcrowding:
Increasing Urgent Care Centers Journal of Emergency Nursing ,
Volume 38 , Issue 2 , 116 – 117. DOI: http://dx.doi.org/10.1016/
j.jen.2011.12.009

Caglioti C, Lalle E, Castilletti C, Carletti F, Capobianchi MR, Bordi L.(Jul.
2013).Chikungunya virus infection: an overview. The new
microbiologica 36 (3): pp. 211–27. PMID 23912863

García-Rivera EJ, Rigau-Pérez JG.(2003). Dengue Severityin the elderly
in Puerto Rico. Rev Panam Salud Publica, 13(6):362-8

La Academia Estadounidense de Asma, Alergias e Inmunología (en
inglés, AAAI) http://www.aaaai.org

Lahariya C, Pradhan SK (December 2006). Emergence of chikungunya
virus in Indian subcontinent After 32 years: A review. J Vector
Borne Dis 43 (4): pp. 151–60.

Minority Rights Groups International: Puerto Rico Overview: Peoples.
World Directory of Minorities and Indigenous Peoples.(2005).
Retrieve from: http://www.refworld.org/docid/4954ce5923.html

Municipios/Ceiba, Enciclopedia de Puerto Rico (2010). Recuperado el
26 de Noviembre de 2014: http://www.enciclopediapr.org

Oficina de la Procuradora de Mujeres. Estadísticas. Retrieve from: http://www.gobierno.pr/OPM/estadisticasNUevo/.

Oficina de la Procuradora de Mujeres. Incidentes de Violencia Doméstica en Puerto Rico 1990-2004, Resumen Estadístico. http://www.gobierno.pr/NR/rdonlyres/4996AAEA-FDA 4-4162-94AA-56FF4ADAAD65/0/INCIDENTESVIOLENCIa DOMeSTICAPR19902004.pdf.

Oficina de la Procuradora de Mujeres. Situación de las Mujeres en Puerto Rico. Retrieve from: http://www.gobierno.pr/NR/rdonlyres/8AD91B8F-8046-4D38-BDA5-C5BE0E639E93/3718/OficinadeprocurradoramujersituaciónmujeresPR.pdf.

Powers AM, Logue CH (September 2007). Changing patterns of chikungunya virus: re-emergence of a zoonotic arbovirus. J. Gen. Virol. 88 (Pt 9): pp. 2363–77.

Sanchez Ayendez M. Carnivali J. (1990) Elderly Population of Puerto Rico: Implications for health services. PR Health Sci J. Aug: 9(2): 173-8. Spanish PMID2077555.

US Board on Geographic Names (2007). Servicio Geologico de los Estados Unidos. Retrieve from: http://geonames.usgs.gov/index.html

U.S. Department of Education (2012) (latest year available) NCES, PR Dept. of Education

Wise Bread. (2010, February 3). Cost Comparison: Emergency Rooms vs. Urgent Care Centers. Retrieved from http://www/wisebread.com/cos-comparison-emergency-rooms-vs-urgent care

World Health Organization (2012). Enfermedades crónicas. Retrieve from: http://www.who.int/topics/chronic_diseases/es/

SOBRE EL AUTOR

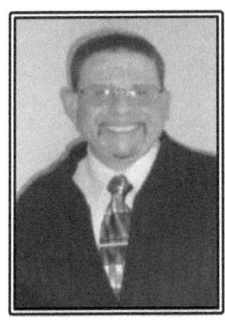 Benjamín Ramos Nieves nació en Fajardo, Puerto Rico. A los seis (6) meses de edad vino a vivir a Ceiba donde curso estudios en las escuelas publicas de este pueblo. Terminando la escuela superior a temprana edad, comenzó sus estudios universitarios en la Universidad Interamericana del Recinto de Fajardo, enlistando poco después cumplidos sus 18 años, en las Fuerzas Armadas de los Estados Unidos. Su carrera militar fue una excelente, en donde cosechó muchos frutos y amistades de toda una vida. Al terminar su carrera militar se especializó en la áreas de Adicción, Salud Mental, Salud Publica y Administración de Servicios de Salud y Política Publica.

Sus estudios universitarios incluyen un grado Asociado en Ciencias Aplicadas del Jefferson Community College en Watertown, NY; Bachillerato en Sociología del State University of New York - Potsdam College en Potsdam, NY; Maestría en Salud Publica con especialización en Administración de la Atención de la Salud y Política de Capella University. Actualmente está trabajando su grado Doctoral en Salud Publica.

Ha publicado otros escritos y participado en diversas investigaciones acerca de temas como el Trastorno de déficit de atención; Trastorno hiperactivo con déficit de atención; Violencia Doméstica: Un problema de Salud Publica; El suicidio y la adicción a las drogas; La diabetes y otros, incluyendo la participación en conferencias a nivel nacional en coordinación con el Departamento Nacional de Servicios de Salud Indígenas (Indian Health Services).

Durante su carrera profesional el autor ha ocupado cargos de liderazgo tanto en el Gobierno de los Estados Unidos como en el Sector Privado. Estos cargos incluyen, entre otros: la dirección de Centros contra la Adicción para Jóvenes y Adultos, Director Clínico especializado en las áreas de Salud Mental y Adición a substancias controladas y no controladas, Director de Programa de Reducción de Drogas con el Departamento de Defensa y la Fuerza Aérea, Consultor de personas con el VIH/SIDA con problemas de dependencias Químicas (adicción) y Especialista en Intervención de la Familia en conjunto y coordinación con el Condado Seminole en la Florida Central.

El autor reside actualmente en el pueblo de Ceiba, el cual lo vio crecer y adonde regreso después de treinta y dos (32) años de ausencia y en el cual realizó este trabajo investigativo sobre las brechas de los servicios de salud ofrecidos en la ciudad y recomendaciones para su mejora. Espera que la información compartida en este escrito y el análisis investigativo sea de gran bendición para la comunidad entera y sirva como una herramienta educacional para mejorar el sistema de salud de un Pueblo.

CEIBA
Análisis De Un Pueblo
Brechas (GAP) en Su Sistema de Salud

Esta edición está disponible en
formato electrónico / eBook y en
formato impreso / Papel. Para
comunicarse con el autor, puede
escribir a:

Ben.Ra.Consultant@gmail.com

www.ingramcontent.com/pod-product-compliance
Lightning Source LLC
Chambersburg PA
CBHW020533290526
45786CB00002B/854